Dr. med. Ulf Böhmig

HEILMITTEL ERNÄHRUNG

NATURNAHE BEHANDLUNG

Orac

Meinem Sohn Nikolaus gewidmet

ISBN 85-368-999-X

Schutzumschlag: Gottfried Moritz
Lektorat: Leo Mazakarini
Technik: Imprima W. Menches
Gesamtherstellung: Druckerei Robitschek & Co., Wien

Inhaltsverzeichnis

Dieses Buch

beschäftigt sich mit Heilstoffen in Nahrungsmitteln und mit den heilsamen Wirkungen, die diese Nahrungsmittel entfalten können. Vor allem in den Gemüsepflanzen, Obst- und Beerensorten sind echte Heilstoffe gefunden und in einer Reihe von Fällen auch exakt bestimmt worden. Diesen Wissenszuwachs verdanken wir der verfeinerten Wirkstoff-Analyse der letzten Jahrzehnte.

Das Wissen um die Heilbedeutung der einfachen Nahrungsmittel aber ist durchaus nicht neu — die Volksmedizin kurierte immer schon auch mit dem Kohl, der Rübe, dem Apfel oder der Erdbeere, und so mancher berühmte Arzt der vergangenen Jahrhunderte scheute sich nicht, die eine oder andere Gemüse-, Obst- oder Beerensorte in sein therapeutisches Programm aufzunehmen — von Hippokrates über van Swieten bis Blanc.

Im alten Rom bezeichnete Marcus Portius Cato der Ältere die einfachen Gemüse und Früchte als „Hüter der Gesundheit". Das war um 160 vor Christus, und bis dahin hatten die Römer sich vorwiegend von diesen einfachen Gemüsen und Früchten ernährt. Deshalb seien sie so kerngesund gewesen und hätten 6 Jahrhunderte lang keinen Arzt gebraucht.

Dann aber kam der Wohlstand, und das Einfache — der Kohl, die Rübe, der Apfel, die Erdbeere — war den Römern zu billig geworden. Deshalb in erster Linie, und nicht so sehr wegen des Übermaßes an teuren Fleisch- und Fischspeisen, begann der körperliche Verfall des Durchschnitts-Römers und damit der Machtverlust von Rom. Soweit die Überlieferung.

Es dürfte gar nicht so schlecht beobachtet gewesen sein, und es ist keine Frage: Heute sind wir in derselben Situation. Nicht überall — leider aber bei uns in den Industrie-Wohlstandsstaaten. Es hat hier ein merkbares Vernachlässigen der billigeren und einfacheren Nahrungsmittel eingesetzt. Sie sind nicht exquisit genug, und viele essen gewählter, weil die Auswahl an überall erhältlichen „besseren" Nahrungsmitteln, die sich mehr Menschen als je zuvor auch leisten können, so sehr zugenommen hat. Man kommt mit dem Durchkosten oft nicht nach — ein an sich paradiesischer Zustand, nur mit viel Versuchung gepflastert und mit einigen Fallstricken.

Deshalb müssen die besonderen Werte von Gemüse, Obst und Beeren hervorgehoben und besprochen werden. Insbesondere, da viele dieser Werte einmalig sind und in keiner anderen Nahrungsmittelgruppe vorkommen. Der vor Geschwüren bewahrende Anti-Ulkus-Faktor kommt in nutzbaren Mengen nur in den Kohlsorten vor, das der Fettleber entgegenwirkende Betain nur in den Runkelrüben, das Cynarin mit seiner unwahrscheinlich vielseitigen Wirkung nur in der Artischocke und die antibakteriellen Farbstoffe der Roten Rübe (Rote Bete), der Heidelbeere, der Holunderbeere usw. kommen einmal nur in bestimmten gefärbten Pflanzen vor — mit solchen besonderen Stärken können die besten Fleisch- und Fischspezialitäten und auch die Körner nicht aufwarten.

Die beste Ernährung ist die Ernährung auf breitester Basis, unter Einbeziehung aller Nahrungsmittelgruppen — der direkt tierischen Produkte Fleisch, Fisch, Eier, der Milchprodukte, der Getreide und der vielsortigen wasserreichen Pflanzen — Gemüse, Obst, Südfrüchte, Beeren, Pilze. Die meisten Menschen bei uns essen auch so. Das Mengenverhältnis allerdings sollte so mancher korrigieren und die wasserreichen Pflanzen als das große und gewichtige Fundament unserer täglichen Ernährung ansehen.

Gemüse, Obst und Beeren haben drei auffallende Positionen, und dementsprechend ist dieses Buch aufgebaut:

Die Heilstoffe machen viele Sorten zu einem verwertbaren *Heilmittel,* zumindest in unterstützender Hinsicht. Damit beschäftigt sich der erste Teil des Buches. Hier sind über 60 Sorten und ihre Anwendungsgebiete besprochen.

Die Dichte an nicht energieliefernden Nähstoffen — Mineralstoffen, Spurenelementen und Vitaminen — ist überragend. Keine andere Nahrungsmittelgruppe weist so günstige Verhältnisse aus. Deshalb sind die Gemüse-, Obst- und Beerensorten die idealen *Aufwertungsmittel.* Sie können Ernährungsfehler auf anderen Gebieten ausgleichen. Damit beschäftigt sich der zweite Teil des Buches.

Im dritten Teil wird auf den Basenüberschuß der wasserreichen Pflanzen eingegangen. Durch ihn sind sie das ideale *Balancemittel.* Wie man mit ihrer Hilfe die richtige Balance in der täglichen Ernährung ermittelt, wird an Hand von einfachen Beispielen erklärt.

Das abschließende Kapitel beschäftigt sich mit der Planung der täglichen Ernährung. Es wird demonstriert, daß eine Ernährung auf breitester Basis, unter Einschluß aller Nahrungsmittelgruppen, nicht nur am ehesten zielführend ist, sondern auch die wenigsten Probleme bereitet. Der Stellenwert der einzelnen Nahrungsmittelgruppen innerhalb der täglichen Gesamtnahrung wird abgegrenzt und an Hand einer Nahrungspyramide erläutert. Auch qualitätsmindernde Umstände, durch industrielle Verarbeitung, durch Zusatzstoffe und durch Küchenmaßnahmen werden hier besprochen.

Der große Wert von Gemüse und Obst

Die besondere Stellung, die Gemüse und Obst (bzw. deren Säfte) in einer auf bestmögliche Gesundheit ausgerichteten Ernährung einnehmen können, ist wenig bekannt. Auch Menschen, die sich im übrigen sehr wohl mit Fragen einer gesundheitsfreundlichen Ernährung beschäftigen, vernachlässigen diese wertvollen Nahrungsmittel oder wissen sie nicht richtig einzusetzen.

Dabei ist das Thema heute nicht mehr schwierig. Es gibt eine Reihe von Forschungsergebnissen und klinischen Erprobungen, in denen Gemüse oder Obst, meist in Form ihrer Säfte, gezielt und mit beachtlichem Erfolg eingesetzt wurden — und zwar als echte Heilmittel.

Man kennt die heilwirksamen Moleküle zum Teil sehr genau, wie den *Anti-Ulkus-Faktor,* der in den Kohlsorten vorkommt, oder den *Leberschutzstoff Betain* aus den Runkelrüben, das *gallengangswirksame Raphanol,* das in den echten Rettichen, den Raphanus-Arten, vorkommt — eine ganze Reihe solcher in natürlichen Nahrungsmitteln enthaltenen Stoffe mit echter heilsamer Wirkung wurde in den letzten Jahren und Jahrzehnten entdeckt. Die Entwicklung ist bei weitem noch nicht abgeschlossen.

Wenn solche Heilstoffe in den wasserreichen Nahrungsmitteln (in Gemüsen, Obst und Beeren) vorkommen, dann sind sie, da sie wasserlöslich sind, auch in den Säften voll enthalten.

Manche Heilstoffe allerdings sind mehr, manche weniger hitzeempfindlich. In der Küche ist das Wissen um die jeweiligen Empfindlichkeit wichtig. Bei den hochwertigen Handelsäften treten keine wesentlichen Verluste auf. Dafür sorgen die modernen Stabilisierungsmethoden — Kurzzeiterhitzung mit anschließender Schockkühlung. Deshalb sind die heilsamen Moleküle in den handelsüblichen Säften (Muttersäften) in praktischer Frischqualität enthalten. Da fast alle diese Moleküle kältefest sind, ist auch Tiefkühlware durchaus von Wert; nach dreimonatiger Gefrierlagerung (—25 Grad) sind selbst so empfindliche Moleküle wie das Vitamin C zu kaum mehr als 15% vermindert — erst nach sechsmonatiger Lagerzeit steigen die Verluste an besonders empfindlichen Molekülen auf 20% — 50%; stabilere Moleküle — wie das Betain oder die Vitamine der B-Gruppe — sind auch dann kaum noch beeinträchtigt.

Der Zusatz chemischer Konservierungsmittel ist sowohl bei echten Säften als auch bei Tiefkühlware untersagt.

Bei der Milchsäurekonservierung (Sauerkraut, Perlzwiebel, Rote Bete [Rübe] usw.) und bei der Essigsäurekonservierung (Essiggurken usw.) entstehen keine großen Verluste. Bei der Herstellung von milchsaurem Garge-

müse kommt es durch die Aktivität der beteiligten Mikroorganismen vielfach sogar zu einer Aufwertung des Materials.
Echte Gemüse- und Obstkonserven allerdings, die mit Benzoesäure oder Schwefeldioxyd haltbar gemacht wurden, sind für unsere Zwecke doch bedeutend weniger von Wert. Auf der einen Seite muß man den Zusatz als eventuellen Nachteil in Rechnung stellen*), auf der anderen sind Verluste bereits merkbar. Der Vorteil des heilsamen Stoffes besteht nicht mehr ganz. Zwar schießt man übers Ziel, wenn man Gemüse- und Obstkonserven verdammt, wie das heute gern getan wird — ernährungsphysiologisch jedoch stellen sie zweifellos die zweite Wahl dar und sollten auf keinen Fall nur deshalb genutzt werden, weil man zum Anrichten von Gemüse- und Obstspeisen aus Frisch- oder Tiefkühlware zu bequem ist.
Davon abgesehen aber kann man verschiedene Gemüse-, Obst- und Beerensorten und ihre Säfte als echte *Heilmittel* einsetzen. Man muß nur wissen, wann, wie und in welcher Form und welche Sorten nach bisherigem Wissen besonders geeignet sind. Wir werden uns damit eingehend beschäftigen.
Auch über die ernährungsphysiologischen Daten von Gemüse, Obst und Beeren sind wir bestens informiert. Hier gibt es einiges an Überraschungen: gemessen an den Mineralien, Spurenelementen und Vitaminen pro Kalorie (die einzige reelle Vergleichsbasis) zeigen sich die wasserreichen und so zur Saftgewinnung geeigneten Gemüse-, Obst- und Beerensorten den konzentrierten Nahrungsmitteln — wie den Körnern, den Hülsenfrüchten oder auch dem Fleisch — als überlegen. In vielen Punkten sogar als haushoch überlegen. Diese Nährstoff*dichte* macht die wasserreichen Pflanzen, Gemüse, Obst und Beeren zu einem konkurrenzlosem *Aufwertungsmittel.* In dieser Eigenschaft sind die Säfte eine besonders praktikable und gut verträgliche Darreichungsform. Auch damit werden wir uns noch näher beschäftigen.
Sehr ins Gewicht bei der Erstellung der täglichen Ernährung fällt der Überschuß an basischen Valenzen in Gemüsen, Obst und Beeren. Schon Ragnar Berg hat die Gemüsesäfte deshalb das „beste basische Nährsalzgemisch" genannt. Obst und Beeren stehen nicht viel nach. Um einen täglichen Basenüberschuß ausreichender Größe zu erhalten, sollte man mindestens doppelt so viel an Gemüse, Obst, Beeren (Südfrüchte und Pilze, die eben-

*) Hierzu dient der ADI-Wert (Acceptable Daily Intake = annehmbare tägliche Aufnahmemenge). Bei Benzoesäure beträgt er 5 mg pro kg Körpergewicht. Ein Mensch mit 70 kg Körpergewicht verträgt also 350 mg = 1/3 g Benzoesäure täglich. Bei Schwefeldioxyd ist der ADI-Wert 0,7 mg pro kg Körpergewicht - 50 mg = 1/20 Gramm also ist hier die Grenze. Die auf der Packung (Konserve) angegebenen Codenummern für Benzoesäure: E 210 - E 213; für Schwefeldioxyd und Verbindungen: E 220 - E 227.

falls basenüberschüssig sind) essen als die säureüberschüssigen Produkte Fleisch, Fisch, Eier, Getreide und Getreideprodukte (wie Brot, Teigwaren). Bei besonderen Entschlackungskuren wird der Basenanteil sogar noch vermehrt.

Auch in dieser Eigenschaft spielen die Säfte der Gemüse-, Obst- und Beerensorten eine besondere Rolle: wenn man Basen braucht (das ist am Ende eines Tages, an dem man zuviel Fleisch, Fisch und Getreide gegessen hat), dann überlegt man, wie man sie am einfachsten in den Körper bekommt. Die Säfte belasten weniger, gleichen aber hochwertig aus. Soviel an sauren Schlacken erwirbt man sich im Laufe eines Tages kaum, als daß man sie nicht am Abend mit Hilfe eines halben Liters Gemüsesaft wieder ausbalancieren könnte. Wir können die Säfte also als ideales *Balancemittel* ansehen: Ernährungsfehler, wie sie nun einmal heute üblich sind, werden durch nichts besser ausgeglichen.

Drei vordergründige Tatsachen sind es demnach, die den regelmäßigen und gezielten Einsatz von Gemüse, Obst und Beeren (bzw. ihren Säften) vorteilhaft erscheinen lassen:

- der Gehalt an heilsamen Wirkstoffen,
- die besonderen Nährstoffverhältnisse,
- der kalkulierbare Basenüberschuß.

Neben Gemüsen, Obst und Beeren als Rohkost und als schonend gedünstete Speisen ist auch der *Einsatz von Säften* sehr zu empfehlen. Man hört gelegentlich den Einwand, daß es sich bei Säften um ein Auszugsprodukt handle — denselben Einwand aber könnte man auch für die Buttermilch oder für die Molke geltend machen: und doch ist deren ernährungsphysiologischer Wert unbestritten.

Gemüse-, Obst- und Beerensäfte sind ärmer an Faserstoffen als das Ausgangsmaterial. Sie sind aber bei weitem nicht faserstoffrei. Vor allem in handelsüblichen Gemüsesäften findet man noch beachtliche Mengen an Fasern. Im Möhren/Karottensaft z.B. noch 0,7 g pro 100 ml, gegenüber 1 g pro 100 in der frischen Möhre (Karotte) — es sind also 70% erhalten geblieben. Bei Obstsäften ist der Gehalt allerdings bis auf durchschnittlich 20% reduziert.

Das aber ist für unsere Zwecke von zweitrangiger Bedeutung. Was wir an ernährungsphysiologischen Vorteilen aus dem Gebrauch von Säften erzielen wollen, erreichen wir, gerade weil der Faserstoffgehalt geringer ist. So ist es ohne Schwierigkeiten möglich, etwa 400 ml Saft zu trinken, um den Körper mit einem bestimmten Spurenelement oder einer bestimmten Menge an basischen Valenzen anzureichern. Wollte man sich das gleiche aus dem rohen Ausgangsprodukt zuführen, müßte man davon ca. 450 g verzehren, was nicht so einfach möglich ist. Und bei gedünstetem Material über 500 g, denn hier wird ja die Nährstoffdichte durch den Zubereitungsvorgang geringer. So gesehen, sind nun Säfte von Gemüsen, Obst und Beeren doch eine Bereicherung unserer täglichen Ernährung — und wenn man besondere Zwecke verfolgt, wie die forcierte Anreicherung mit Vitaminen, Mineralstoffen, Spurenelementen bzw. mit basischen Valenzen, dann sind sie ihrem natürlichen Ausgangsprodukt sogar überlegen.

Heilsame Wirkstoffe in Gemüsen und ihren Säften

Der Anti-Ulkus-Faktor der Kohlsorten

Im Jahre 1950 entdeckte der amerikanische Forscher G. Cheney einen in größeren Mengen nur in Kohlsorten vorkommenden Stoff, den er, wegen seiner heilsamen Wirkung auf Magen- und Darmgeschwüre, Anti-Ulkus-Faktor nannte. Ursprünglich glaubte man, ein neues Vitamin gefunden zu haben und hatte auch schon den Namen Vitamin U bereitgestellt (U für Ulkus = Geschwür). Es stellte sich jedoch bald heraus, daß es sich nicht um ein Vitamin, sondern um einen speziellen Eiweißkörper handelte, mit der chemischen Bezeichnung Methyl-Methioninsulfoniumbromid.
Die Volksmedizin kennt die Wirkungen der Kohlblätter und des Kohlsaftes schon seit langem. Marcus Portius Cato der Ältere schrieb bereits um 160 vor Christus darüber, und im vorigen Jahrhundert widmete der französische Arzt Dr. Blanc dem Kohl seine Lebensarbeit. Von ihm stammt der Ausspruch: „Der Kohl könnte in der Heilkunde das sein, was das Brot in der Nahrung ist; der Kohl könnte der Arzt der Armen sein." Bemerkenswert auch eine Beobachtung von Sebastian Kneipp: In seiner schwäbischen Heimat war man gewohnt, vor jeder Mahlzeit einige Eßlöffel Sauerkraut zu essen. Magen- und Darmgeschwüre kannte man dort kaum — diese lernte Kneipp erst später, bei den Bayern kennen. Dort wieder war das vormahlzeitliche Sauerkrautessen nicht üblich.
Die akademische Medizin beschäftigte sich mit dem Kohlsaft erst nach der Entdeckung des Anti-Ulkus-Faktors durch Dr. Cheney. Dann aber nach allen Regeln der Kunst — es wurden sogenannte Doppelblindstudien durchgeführt. An der Medizinischen Universitätsklinik in Bern erprobten die beiden Ärzte E. Strehler und K. Hinziker den Kohlsaft im Reihenversuch an Patienten mit Zwölffingerdarmgeschwüren. In durchschnittlich drei Wochen, manchmal schon früher, waren die Geschwüre röntgenologisch nicht mehr sichtbar. Die durch das Geschwürsleiden verursachten Schmerzen und das saure Aufstoßen verschwanden bereits nach wenigen Tagen, wie die beiden Autoren berichten. Cheney selbst fand anläßlich einer groß angelegten Untersuchung in Kalifornien, wobei er von seinen Kollegen S. H. Wasler und I. J. Miller unterstützt wurde, eine bedeutend schnellere Verkleinerung und Ausheilung von Magen- und Zwölffingerdarmgeschwüren durch die Gabe von einem Liter Kohlsaft täglich als „bei der gewöhnlichen Behandlung ohne Kohlsaft". Das heißt nun nicht weni-

ger, als daß sich der Kohlsaft zumindest den damals (1956) üblichen Medikamenten gegenüber als überlegen erwiesen hat.
Heute ist der Kohlsaft längst in das offizielle Heilpflanzenverzeichnis aufgenommen. Er hat dafür auch einen lateinischen Namen bekommen: Succus Brassicae oleraceae, das heißt „Gemüsekohlsaft". An sich besitzen alle Kohlsorten (und nur sie) den Anti-Ulkus-Faktor. Verwendet wird in der Praxis meist der Weißkohl. Bei den klinischen Erprobungen wurde er im Turmix-Apparat fein zerkleinert und unter Zusatz von etwas Wasser aufgeschwemmt. Der so erhaltene Saft wurde vor und zwischen den Mahlzeiten in kleinen Portionen verabreicht. Sehr geschmackig ist diese Zubereitung nicht. Deshalb und weil die Selbstzubereitung eines standardisierten (das heißt gleichmäßigen) Gehalt aufweisenden Saftes schwierig ist, wird auch im Heilpflanzen-Lexikon für Ärzte und Apotheker (H. Braun) die Verwendung von Reformhaussäften empfohlen. Alle schonend stabilisierten Produkte sind wirksam. Auch Sauerkrautsaft, bei dem es sich ja um milchsäurevergorenen rohen Weißkohl bzw. dessen Unterart Filderkraut handelt. Zur Vorbeugung, um eine Schutzwirkung bei Veranlagung zu Magen- und Darmgeschwüren zu erzielen, genügt ein Viertelliter täglich, auf vier Portionen verteilt und zwischen den Mahlzeiten eingenommen. Zur Therapie bei bestehenden Geschwüren sind größere Mengen nötig. Das aber sollte man mit seinem Arzt absprechen, der auch die Diät-Ratschläge erteilt und allfällige weitere Verordnungen vornimmt.
Wenn der Kohl oder der Kohlsaft länger erhitzt werden muß, beim Dünsten etwa, dann geht der Anti-Ulkus-Faktor großteils verloren. Zwar sind gut zubereitete Kohlgerichte schon wegen der vielen anderen, nicht hitzeempfindlichen Substanzen nach wie vor ausgesprochen hochwertig, eine spezielle Ulkus-bekämpfende Wirkung aber ist nicht mehr vorhanden.

Der Leberschutzstoff Betain in den Beta-Rüben

Die Runkelrüben: Futterrübe, Zuckerrübe, Mangold und Rote Bete, bezeichnet man als die „Beta-Rüben", da sie alle von der mittelmeernahen Beta vulgaris, der wilden Bete, abstammen. In ihnen hat man ebenfalls einen speziellen Eiweißbaustein mit heilsamer Wirkung entdeckt. Es ist das Betain, wie man den Stoff in Anlehnung an seinen Fundort nannte. Aus der Zuckerrübe wird das Betain in aufwendiger Technik herausgelöst, zusammen mit dem Zuckeraustauschstoff Sorbit in kleine Beutel verpackt und als Leberschutzmittel verordnet. Natürlich findet man es auch im Naturprodukt selbst, in den Beta-Rüben und in deren Säften.

Vorsorglicher Leberschutz ist etwas sehr Zeitgemäßes. Die chronische Schadstoffbelastung hat nun einmal immens zugenommen, verglichen mit der Situation von vor hundert Jahren, und es wird auch fraglos mehr Alkohol getrunken und in weiten Kreisen der Bevölkerung üppiger gegessen als seinerzeit. Fetteinlagerung und bindegewebige Veränderung der Lebersubstanz können die Folge sein. Daß nicht mehr passiert, ist dem Umstand zu danken, daß die Leber ein außergewöhnliches Selbstheilvermögen besitzt. Ganz in Form jedoch befindet man sich nicht während der vielen kleinen Belastungen der Leber, und das Selbstheilvermögen sollte man auch tunlichst unterstützen — durch vernünftige Lebensweise, im besonderen durch Nutzung erholsamer Zeiten (was gerade die Leber sehr schätzt) — manchen Belastungen aber, wie den Einatmungsschadstoffen, wird man oft nicht aus dem Weg gehen können. Auch an Medikamente muß man denken; solche, die zwar leberbelastend sind, die man aber trotzdem braucht. Nach dem Forscher V. Fintelmann ein ebenso wichtiges wie lohnendes Anwendungsgebiet für einen Stoff wie Betain. Der etwas komplizierte Wirkmechanismus läßt sich vereinfacht so beschreiben:

1. Das Betain sorgt für den ständigen Wiederaufbau eines anderen Stoffes, des Methionins, und dieses leitet die laufende Entgiftung der Leber ein.
2. Einem weiteren Stoff, dem Cholin, hilft das Betain bei dessen wichtiger Arbeit: beim Abbau von störendem Fett in der Leber. Dieses hat jeder Übergewichtige, also zieht auch er daraus seinen Nutzen.

Im Hausgebrauch wird man meist zur roten Bete bzw. ihrem Saft greifen. Auch die Zuckerrübe oder der Zuckerrübensaft, der ebenso wie der Kohlsaft in das Heilpflanzenregister aufgenommen wurde — als *Succus Betae* —, ist eine Möglichkeit. Zur Lebervorsorge genügt ein großes Glas Saft täglich, am besten zum Frühstück. Zusätzlich sollte man allgemein gesund leben und das Schicksal nicht herausfordern, das ist klar. Wenn höhere Dosen Betain notwendig sein sollten, wird der Arzt das erwähnte Konzentrat in Beutelchen (Flacar) empfehlen. Aber auch dann ist es zweckmäßiger, den Inhalt der Beutelchen in Rote-Bete-Saft (Rote-Rüben-Saft) als in Wasser aufzulösen. Will man zusätzlich den zweiten großen Stoff der roten Bete besonders nutzen, dann nimmt man ein zweites Glas am Abend, vor dem Schlafengehen. Dieser zweite Stoff ist:

Das antibakterielle Betanin der Roten Bete (Rübe)

Das Betanin ist der Farbstoff der Roten Bete (Rübe), eng verwandt mit den Farbstoffen von Blutwurz, Heidelbeere, schwarzer Johannisbeere und Holunderbeere. Sie alle gehören zur Gruppe der Anthocyane und haben die

Eigenschaft, in Bakterienleiber eindringen zu können — ähnlich wie die Anilinfarbstoffe, die man zum Färben von Bakterien für mikroskopische Untersuchungen verwendet. Wenn das Betanin der Roten Bete (Rübe) (oder das Tormentillrot der Blutwurz usw.) einmal in das Bakterium eingedrungen ist, dann wird dessen Entwicklung und Vermehrung gehemmt. Krankmachende Tätigkeit und Ausbreitung des Bakteriums sind behindert. Es ist nicht tot, aber es kommt zum Wachstumsstillstand, zur „Stase“. Deshalb nennt man die Wirkung des Betanins der Roten Bete (Rübe) eine bakteriostatische. In ähnlicher Weise wirken auch die Sulfonamide. Durch die Schwächung der unliebsamen Bakterien wird das Kampfgleichgewicht zugunsten des Körpers verlagert. Ganz wird ihm die Arbeit zwar nicht abgenommen, und das ist gut so: der Körper muß seine Eigenkräfte zusätzlich einsetzen und übt sie damit.

In erster Linie wirkt die Rote Bete (Rübe) vorbeugend. Ist es einmal zu Darmentzündungen mit Durchfällen gekommen, dann wird sie für sich allein zu schwach sein, denn ein wichtiger Stoff fehlt ihr zum Stopfmittel: die Gerbsäure, wie sie in der Blutwurz konzentriert mitenthalten ist. Aber auch das ist ein Vorteil. Die starken gerbsäurehältigen Mittel kann man nicht unbegrenzt einnehmen — bei der Roten Bete (Rübe) und noch mehr bei ihrem Saft gibt es da kaum große Beschränkungen. Größere Mengen färben den Harn und auch den Stuhl in der typischen Weise rot, was aber völlig unbedenklich ist. Wie ja überhaupt der unbestreitbare Vorteil der heilsamen Gemüse und ihrer Säfte auch in ihrer praktischen Unbedenklichkeit liegt. Einerseits wirken sie oft schon in kleinen Dosen, anderseits braucht man sich wegen einer Überdosierungsgefahr meist nicht allzu viele Gedanken machen. Ausnahmen gibt es natürlich, wie beim Kartoffel-Frischpreßsaft — darauf wird noch eingegangen.

Beim Rote Bete (Rüben)-Saft genügt zum vorsorglichen Darmschutz ein Achtellitter am Abend (ein Glas für das Betain und eines für das Betanin, könnte man sagen). Mischt man dem Rote Bete (Rüben)-Saft geschabten Apfel zu, dann wird die Wirkung erweitert: die Pektine des Apfels saugen tagsüber erworbene Giftstoffe im Darm, welcher Art immer, an sich. Rote Bete (Rüben)-Saft und geschabter Apfel — als Abendtrunk eine ideale Ergänzung. Speziell der Roten Bete (Rübe) wird ein allgemein anregender, widerstandskrafthebender Effekt zugeschrieben. Auch dafür macht man das Betanin verantwortlich. Möglicherweise spielt hier noch der auffallende Gehalt an seltenen Spurenelementen wie Lithium, Strontium und Rubidium eine Rolle.

Durch den ungarischen Forscher A. Ferenczy wurde die Rote Bete (Rübe) als Mittel gegen bösartige Tumoren in das Gespräche gebracht.

Man muß solche Vorstellungen mit Vorsicht annehmen. Natürlich kann man bei solchen Erkrankungen auch Rote Bete-Saft trinken, doch darf man darüber nicht die anderen diagnostischen und therapeutischen Möglichkeiten der Medizin vernachlässigen.

Kraft — Galle — Leber — Blutfette: Die vier Stärken der Artischocke

Die Artischocke ist in mancher Hinsicht eine eigentümliche Pflanze. So wurde sie schon im alten Ägypten in mehreren Sorten gezüchtet und war als Feingemüse äußerst beliebt, doch erst im 15. Jahrhundert gelangte sie mit den Arabern nach Spanien und von dort in das übrige Europa. Zur selben Zeit gelang in Italien die eigenständige Zucht als nicht stachelige Abart von *Cynara cardunculus,* der wilden Kardune. Der Anbau der Artischocke blieb im großen auf die Mittelmeerländer beschränkt. Nur im wärmeren Deutschland und an der Atlantikküste gibt es vereinzelte Kulturen — auch das ist eigentümlich, denn die so begehrte Artischocke könnte viel breiter genutzt werden. Überall, wo es keine längeren Winterperioden mit Temperaturen unter minus 15 Grad gibt, gedeiht sie. Professor Werner Kollath, der sich mit dem gegenseitigen Ergänzungswert der einzelnen Gemüsesorten sehr eingehend beschäftigt hat, schätzte die Artischocke immerhin so hoch ein, daß er ihren Anbau bei uns auf breiter Basis schon vor 40 Jahren forderte. Dazu ist es leider nicht gekommen — Gartenbesitzer aber können sich merken, daß die Sorten „Vert de Laon“ und „Green Globe“ für unsere Breiten besonders geeignet sind. Es zahlt sich aus, denn bei der Artischocke kann man fast alles verwerten. Das, was in die Küche wandert, ist der kleinste Teil: die Artischockenböden und der untere Teil der Hüllkelchblätter. Hier sitzt die relativ geringere Heilkraft, dafür ist der Geschmack gut. Der große Rest, das sind die eigentlichen (echten) Blätter, schmeckt so bitter, daß man ihn in der Küche kaum gebrauchen kann. Hier wieder sind die heilsamen Stoffe Cynaropikrin und Cynarin am besten konzentriert. Aus diesem Teil werden die wirksamsten Säfte hergestellt. Und auch die Wurzel ist in der Pflanzenheilkunde sehr geschätzt.
Kaum war die Artischocke in Europa aufgetaucht, entdeckte man ihre heilwirksamen Eigenschaften. Im 16. Jahrhundert galt sie als Potenzmittel Nummer 1. Gar nicht so abwegig, wie wir sehen werden. Im 18. Jahrhundert erkannte man ihre besondere Wirkung bei der Gelbsucht, und im neunzehnten bei Gallenleiden. In Frankreich wird die Pflanze so hoch gewertet, daß eine eigene Artischocken-Heilkunde entstanden ist. Als Hauptanwendungsgebiete werden dort angeführt (in alphabetischer Rei-

henfolge): Arterienverkalkung, Cellulitis, Cholesterin, Diabetes, Durchfall, Fettleibigkeit, Gallenblase, Gicht, Harnstoff, Leber, Schwäche, Stauungen. Das ist ein beachtliches Spektrum, und daher zahlt es sich aus, die Artischocke einmal unter dem Blickwinkel moderner Forschungsergebnisse zu betrachten:

a) Kraftspendend — das Cynaropikrin der Artischocke

Der Gattungsname der Artischocke ist *Cynara,* und *pikros* heißt auf griechisch bitter. So ist der Name Cynaropikrin entstanden — Bitterstoff der Artischocke. Das Cynaropikrin macht sie zu einem *Amarum tonicum;* so nennt man in der Pflanzenheilkunde die „kräftigenden Bittermittel". Der Bitterwert ist beachtlich, für ein Gemüse sogar außergewöhnlich. Die Artischocke besteht hier durchaus den Vergleich mit den spezifischen Heilpflanzen, wie folgende Aufstellung von Bitterwerten zeigt:

Enzianwurzel	1 : 20.000
Artischockenblätter	1 : 11.500
Teufelskrallenwurzel	1 : 7.000
Tausendguldenkrautblätter	1 : 3.500
Bitterkleeblätter	1 : 1.500

Die Zahlen sagen darüber aus, in welcher Verdünnung der bittere Geschmack (für den Menschen) noch merkbar ist. Die Blätter der Artischokke befinden sich hier an der absoluten Spitze.

Man unterscheidet bei Bitterstoffen eine lokal und eine allgemein kräftigende Wirkung:

Lokal: Anregung der Magensaftbildung und der Beweglichkeit des Magens. Die Verdauung von schwer verträglichen Speisen wird erleichtert. Deshalb ist der „Cynar", ein Artischockenschnaps, im südlichen Europa als Aperitif so beliebt. Natürlich geht es auch ohne Alkohol: 2 Eßlöffel guten Artischockensaftes haben dieselbe Wirkung.

Allgemein: Der ganze Organismus wird erfaßt — die Bildung von Blutkörperchen wird angeregt, der Nervus Sympathikus wird sanft gereizt, die Blutzirkulation wird gefördert, die Blutgefäße selbst werden gekräftigt. Das alles ist gut untersucht. Auch, daß die lokale Wirkung der Bitterstoffe bei jeder Einzelgabe auftritt, während die allgemeinen Wirkungen besonders bei der kurmäßigen Anwendung mehr und mehr zur Geltung kommen. 6-Wochen-Kuren und längere gelten hier als zielvoll. Mit der Artischocke kann man solche auch unbedenklich durchführen. Natürlich steigert all das auch die Manneskraft. Speziell bei der Artischocke kommt dabei zusätzlich deren Leberschutzwirkung zum Tragen. Leberschäden gehören ja zu den großen Mitverursachern der Potenzschwäche. Die Wirkung auf die Leber aber entfaltet nicht der Bitterstoff Cynaropikrin, sondern ein zweiter, besonderer Stoff der Artischocke, das Cynarin.

b) Leberschutz, gallefördernd, Blutfette senkend — das Cynarin der Artischocke

Das Cynarin als Hauptwirkstoff der Artischocke hat man erst in jüngerer Zeit entdeckt. Im Jahre 1968 zeigte der Wissenschafter T. Maros als erster, daß ein wässriger Auszug aus Blättern und/oder Wurzeln den Wiederaufbau der Leber fördert. Es wird eine meßbare Mehrdurchblutung in der Leber ausgelöst, und die „antitoxischen Leberfunktionen" — das Entgiftungsvermögen der Leber — werden beachtlich angeregt. Das ist etwas sehr Wertvolles. Hier ergänzt das Cynarin der Artischocke das Betain der Roten Bete. Man könnte (grob angenähert) sagen: das Betain löst minderwertige Substanz aus der Leber, und das Cynarin hilft, hochwertiges Material einbauen.

Zu dieser Leberwirkung des Cynarin der Artischocke kommt sein positiver Effekt bei Gallestauungen. Das hat im Jahre 1972 der Wissenschafter H. Dierel beschrieben. Nach Verabreichung von Artischockenextrakt kommt es rasch zur Beseitigung der Beschwerden. Die Schmerzen bessern sich, Übelkeit, Brechreiz, Blähungen und Völlegefühl lassen nach. Im Heilpflanzenregister wird das Cynarin der Artischocke deshalb auch als

a) Choleretikum = ein die Gallebildung in der Leber förderndes Mittel, und als

b) Cholekinetikum = ein die Gallenblasenentleerung förderndes Mittel bezeichnet.

Dazu noch die erwähnte Leberschutz- und Leberaufbauwirkung. Durch diese Tatsache, daß die Artischocke eine Leber- mit einer Gallewirkung vereinigt, gewinnt sie — wie der Internist R. F. Weiss sich in seinem „Lehrbuch der Phytotherapie" ausdrückt — „eine Sonderstellung". Gemeint ist: unter den Heilpflanzen.

Schließlich konnte man noch eine dritte wertvolle Eigenschaft des Cynarin nachweisen: es bewirkt ein Absinken erhöhter Blutfette. In unserer Zeit, in der Fettstoffwechselstörungen weit verbreitet sind, ist das von besonderer Bedeutung. Eine Reihe von Forschungsarbeiten der letzten Jahre bestätigten den günstigen Einfluß der Artischocke speziell auch auf das erhöhte Cholesterin. Das macht sie zu einem wichtigen Vorbeugungsmittel gegen die Arteriosklerose beziehungsweise gegen die Folgen der Verkalkung an Herz, Blutgefäßen und Hirn. Und, da 80% aller Gallensteine das Chole-

sterin als Baubestandteil haben, ist auch hier die günstige Beeinflußung gegeben. Nach R. F. Weiss „dürfte in Zukunft das Gallensteinleiden eine bevorzugte Indikation für die Artischocke sein". Nicht nur. Man könnte über das Cynarin, diesen charakteristischen Inhaltsstoff der Artischockenblätter und der aus diesen hergestellten Säfte noch weiteres berichten — daß es die Fähigkeit der Leber, Harnstoff zu bilden, verstärkt und dadurch die Entgiftung des Ammoniaks fördert; und daß man eine vorbeugende Wirkung gegen die Nebenerscheinungen bei der Sulfonamid- und Antibiotikatherapie festgestellt hat — und noch mehr.
Die Artischocke ist eine einzigartige Pflanze, und die französischen Ärzte, welche so sehr auf sie bauen, übertreiben kaum. Das kann man, nach allem, was wir heute über die Artischocke wissen, mit Berechtigung sagen.
Die Anwendung ist einfach: man wird gewöhnlich zu den handelsüblichen Säften greifen, welche aus den wirkstoffreichen Blättern gewonnen werden. Die Dosierung richtet sich nach dem Produkt. Bei den unverdünnten reinen Artischockensäften sind als Einzeldosis meist vier Teelöffel oder ein Eßlöffel angegeben, verdünnt in Wasser, Tee, Molke oder in einem anderen Gemüsesaft. Man wird sich daran halten, schon aus wirtschaftlichen Gründen. Sorgen wegen größerer Dosen aber braucht man sich nicht zu machen, denn die Artischockensäfte sind sowohl gut verträglich als auch ungiftig (beim Artischockengemüse muß man mehr aufpassen: wenn es nach dem Kochen zu lange aufbewahrt oder wiederaufgewärmt wird, können unverträgliche Stoffe entstehen).

Vorbeugung und Kur für Darm, Galle und Leber: der Rettich

„Es gibt im süddeutschen Raum, wo sehr viel mehr Rettich gegessen wird als im Norden, weit weniger Gallenblasenentzündungen, und man glaubt, dies dem Rettich zuschreiben zu können", schreibt Apotheker Manfried Pahlow in seinem „Großen Buch der Heilpflanzen". Tatsächlich haben schon die ägyptischen Pyramidensklaven von ihren Aufsehern bestimmte Tagesrationen an Rettich, Knoblauch und Zwiebeln erhalten. Da der Kalorienwert dieser drei Produkte gering ist, wird es der Gesundheitswert gewesen sein, den man anstrebte. Man wollte mit dem Bau fertig werden und die Sklaven nicht vorzeitig durch Darm-, Gallen- und Leberleiden verlieren. Eine *vorbeugende* Maßnahme also.
In der europäischen Volksmedizin wurde der Rettich dann kurmäßig eingesetzt — besonders bei Darm- und Gallenleiden, wenn diese mit Verstopfung vergesellschaftet waren. Das war eine *therapeutische* Maßnahme.

Heute weiß man über den Wirkmechanismus von Rettich und Rettichsaft ausreichend bescheid, und man hat den therapeutischen Wert auch klinisch erprobt und bestätigt, im Hufeland-Krankenhaus in Berlin zum Beispiel. Wirksam sind alle Rettich-Arten, die von *Raphanus sativus* abstammen. Das sind der Schwarze und der Violette Rettich (Sommer-, Herbst- und Winterrettich), der Weiße Rettich (Treib- und Frühsommerrettich), das Radieschen (Radiole, Mai-Rettich, Monatsrettich) und einige ausländische Sorten, wie der chinesische Ölrettich.
Am gehaltvollsten sind die schwarzen Rettichsorten, wie „langer schwarzer Winter" und „runder schwarzer Winter". Daraus werden auch die besten handelsüblichen Säfte gepreßt. Das wirksame Prinzip der Raphanus-Arten ist ihr schwefelhaltiges ätherisches Öl mit den Inhaltsstoffen Raphanol und Glucoraphanin. Nicht dazu gehört der Meerrettich. Dieser ist keine Raphanus-, sondern eine Amoracia-Art und hat seine Stärken anderswo (Harnwege, grippale Infekte). Die günstige Wirkung von Rettich und Rettichsaft auf Galle und Leber ist — im Unterschied zur Artischocke — eine indirekte: sie kommt durch Beeinflußung des Darmes zustande. Die Dünndarmmuskulatur wird angeregt, der Verdauungsablauf dadurch beschleunigt. Deshalb kann es bei zu großen Dosen auch zu Durchfällen kommen. Zusätzlich werden körperfreundliche Bakterien im Dünndarm gefördert, körperfeindliche gehemmt. Durch all das entsteht eine Sogwirkung auf die Gallengänge, die somit passiv gereinigt werden. In der Folge kommt es zu einer Entlastung der bei chronischen Gallenwegsgeschehen stets gestauten Leber.

Die kurmäßige Anwendung von Rettichsaft

Hauptanwendungsgebiet: Die chronische Gallenwegsstörung mit Verlangsamung der Verdauung und Funktionsschwäche der Verdauungsdrüsen.
Man wählt zwischen zwei Vorgangsweisen:

a) Die *Intervallkur,* wenn Magen und Darm empfindlich sind.
1/8 Liter Rettich-Frischpflanzenpreßsaft wird auf 3 — 5 Einzeldosen zu je 1 — 2 Eßlöffel verteilt. Nach 5 Tagen wird eine Pause von 2 — 3 Tagen eingeschoben. In dieser Zeit hält die Sogwirkung auf die Gallengänge an, und die Darmflora bleibt erhalten. Anschließend wieder 5 Tage Kur, dann 2 — 3 Tage Pause usw. Gesamtdauer einer Kur: 6 — 8 Wochen.

b) Die *an- und absteigende Kur,* wenn Magen und Darm weniger empfindlich sind.
Man beginnt wie oben angegeben bei 1/8 Liter und steigert im Verlauf von 2 Wochen auf 3/8 Liter täglich, jeweils verteilt auf 3 — 5 Dosen. Anschlie-

ßend geht man, allmählich absteigend, wieder auf die Ausgangssituation von 1/8 Liter zurück. Gesamtdauer der Kur ebenfalls 6 — 8 Wochen.
Der Rettichsaft wird stets auf nüchternen Magen, also zwischen den Mahlzeiten, genommen. So kommt der notwendige Kontakt mit der Darmschleimhaut und den Bakterien am besten zustande. Frischer Rettich oder frisch gemachter Rettichsaft sind auf nüchternem Magen oft zu aggressiv. Manchmal hilft, wenn man sie vorher einige Stunden in den Eiskasten stellt. Wenn man Rettichsaft zu therapeutischen Zwecken nutzen will, muß man die angegebenen Kur-Dauern einhalten und sollte die Dosen nicht überziehen. Wenn man als noch einigermaßen Gesunder den Rettich vorbeugend gebraucht, dann gelten diese Beschränkungen nicht, und man kommt auch mit geringeren Dosen täglich aus: 1 — 2 Eßlöffel Frischpflanzen-Preßsaft oder ein Glas des weniger konzentrierten Rettich-Gemüsesaftes gewähren auf ihrem Gebiet den vollen Schutz.

Gegen Maden- und Spulwürmer: die Möhre (Karotte)

Möhre und Möhrensaft sind ein vielfältig angewandtes altes Heilmittel und nicht nur „lieblich zu essen“, wie Matthiolus 1563 in „die würckung von mören“ schreibt. Sie sind auch gut gegen „grimmen im leib, bringen lust zur speiss und zu den ehlichen wercken und treiben den harn und den stein“. Weiters gepriesen wurde die Möhre als allgemein kraftspendendes Mittel, und auch die wurmtreibende Wirkung war den Alten gut bekannt. Durch die moderne Forschung wurde sie bestätigt: das ätherische (flüchtige) Öl der Möhre wirkt auf die Muskulatur der häufigsten Eingeweidewürmer vor allem der Kinder, aber auch vieler Erwachsener: der Madenwürmer und der Spulwürmer. Bei den Würmern kommt es dadurch zunächst zu regelrechten Erregungszuständen, ihre Beweglichkeit nimmt zu, und sic beginnen, in Richtung Ausgang zu fliehen. Deshalb nennt man diese Wirkung eine „vermifuge“ = eine wurmfluchterzeugende. Wenn nun durch Weitertrinken von Möhrensaft die Konzentration des ätherischen Öles im Darm größer wird, schlägt die Wirkung um, und die Würmer werden gelähmt. Nun können sie leicht ausgeschleust werden, da sie keinen Widerstand mehr leisten. Besonders die Entfernung von Madenwürmern, die sich ja meist im unteren Dickdarm aufhalten, gelingt mit Hilfe ausreichender Dosen geschabter frischer Möhren oder Möhrensaft fast immer zufriedenstellend. Fraglos das harmloseste aller Wurmmittel. Natürlich muß man während einer Wurmkur auch mit Möhrensaft auf peinlichste Sauberkeit achten: die Eier der Madenwürmer haften der Umgebung des Afters an. Wenn nun die Kinder sich dort mit den Fingern kratzen, um den meist vorhandenen Juckreiz zu beseitigen, gelangen die Eier unter die Fingernägel und durch Fingerlutschen in den Mund und schließlich wieder in den Darm. Oder auch mit der Nahrung, die man mit den Fingern berührt. Das kann natürlich auch die Möhre selbst sein, welche man als Heilmittel einsetzen will. Dabei spielt eine Rolle, daß auch die anderen im selben Haushalt lebenden Familienmitglieder mit dem Wurmerkrankten mitbehaftet sein können. Wenn man also den Möhrensaft selbst herstellt, dann muß man die Möhre vor der Saftgewinnung blanchieren: mit einem Eintauchsieb taucht man sie ca. zehn Sekunden in siedendes Salzwasser. Anhaftende Wurmeier werden vernichtet, und innen bleibt die Möhre roh genug. Sicherer sind hochwertige Handelssäfte, welche durch Kurzzeiterhitzung stabilisiert wurden. Sie sind keimfrei, und zugleich sind die wichtigen ätherischen Öle erhalten geblieben. Bei einer gezielten Wurmkur gibt man zwei Tage lang soviel geschabte Möhren und Möhrensaft, wie das Kind essen und trinken mag — anschließend 1/4 Liter Saft zum Frühstück, über mehrere Wochen. Auch vorbeugend, während Reisen in südliche Länder zum Beispiel, sind Möhren und Möhrensaft wertvoll. Man schützt sich vor so manchem Parasiten.

Krampflösend und schleimhautschützend: Kartoffel und Tomate

Beide, die Kartoffel ebenso wie die Tomate, kennt man bei uns erst seit der Entdeckung Amerikas. Anfang des 16. Jahrhunderts wurden sie mit den Soldaten Pizarros aus der Gegend des heutigen Peru nach Europa gebracht. Man bestaunte die neuen Früchte, verwendete sie als Tierfutter, aber kaum ein Mensch getraute sich, herzhaft in sie hineinzubeißen. Man hatte von den Indianern in Erfahrung gebracht, daß beide Früchte giftig seien, wenn man zuviel davon erwische. Es ist tatsächlich etwas Wahres daran: größere Mengen roher, unreifer Tomaten sind giftig — reife aber nicht, auch nicht, wenn sie roh sind. Und größere Mengen reifer, aber roher Kartoffeln sind giftig — gekochte oder gebratene Kartoffeln aber nicht. Die Vergiftungszeichen: Erweiterung der Pupillen, dadurch Lesebeschwerden. Gerötete, „blühende" Gesichtsfarbe, Trockenheit in Mund und Hals, Heiserkeit. Das Gift ist bei beiden, den rohen, unreifen Tomaten und den reifen, aber rohen Kartoffeln das gleiche, nämlich das *Solanin,* ein dem Atropin der Tollkirsche und dem Hyoscyamin des Bilsenkrautes verwandter Stoff. Wie diese gehört das Solanin zu den Forte-Phytotherapeutika. So bezeichnet man jene pflanzlichen Heilmittel, welche „stark" wirken, meist prompt nach einmaliger Gabe, die zugleich aber eine nur geringe therapeutische Breite besitzen. Darunter wieder versteht man den Abstand von der eben wirksamen bis zur giftigen Dosis. Nimmt man von rohen Kartoffeln oder rohen, unreifen Tomaten zuviel, dann können die erwähnten Vergiftungssymptome rasch auftreten. In richtiger Dosierung aber ist auch das Solanin eine durchaus hilfreiche Substanz. Im Vordergrund steht der krampflösende Effekt, der bei Schleimhautentzündungen von Magen und Darm und bei Neigung zu Geschwüren Erleichterung bringt, aber auch bei jenen Formen von Verstopfung, welche auf verkrampfte Darmschlingen zurückzuführen sind. Hier unterscheiden sich auch die Anwendbarkeiten des Kartoffel- und des Tomatensaftes ein wenig:

a) Kartoffelsaft: Bevorzugte Anwendung bei Gastritis mit Neigung zu Geschwüren. Hier kommen zusätzlich die in der Kartoffel vorhandenen Schleimstoffe zur Geltung. Diese legen sich wie ein Schutzfilm über die erkrankten Abschnitte der Magen- und Darmschleimhäute. Unter diesem Schutz können Ausheilprozesse leichter ablaufen. Als obere verträgliche Dosis wird der Saft einer mittelgroßen rohen Kartoffel angegeben — wohlverteilt über den Tag zu gebrauchen. Es gibt handelsübliche Gemüsesäfte mit Kartoffelzusatz. Diese sind unproblematisch, da die kritische Menge auch in 1 1/2 Liter Gesamtsaft (1500 ml Tagesdosis bei Saftkuren) noch unterschritten ist.

b) Tomatensaft: Bevorzugte Anwendung bei der durch verkrampfte Darmschlingen hervorgerufenen Verstopfung. Hier kommen zusätzlich die in der Tomate enthaltenen Fruchtsäuren zur Geltung. Diese wirken durch Ansaugen von Flüssigkeit und vermehren dadurch die Stuhlmenge. Beim Saft aus reifen Tomaten braucht man sich wegen einer Überdosierung von Solanin keine Sorgen zu machen. Auch der oft zitierte Oxalsäuregehalt der Tomaten ist nichts als Legende: Spinat hat ca 150 mal soviel (570 mg in 100 g), sogar Weißbrot (6,9 mg) hat fast doppelt soviel wie die Tomate: 3,9 mg in 100 g eßbarer Substanz.

Aufbaumittel und für die Bauchspeicheldrüse anregend: der Spinat

Nicht erst seit Popeye the sailor gilt der Spinat als Mahn- und Paradebeispiel für ein kraftspendendes Nahrungsmittel, besonders für solche Kinder, die ihn nicht gerne essen. In welcher Hinsicht die durch den Spinat bewirkte Kraftzufuhr besteht, darüber allerdings hat sich das Bild in der letzten Zeit etwas gewandelt. Früher wurde vor allem sein Eisengehalt hervor-

gehoben. Dieser ist mit 3 mg in 100 g beachtlich. Die Ausbeute aber — das, was unser Körper aus dem Spinat letztlich ziehen kann — ist gering. Durchschnittlich nur 1,3%; deutlich weniger als bei anderen Blattgemüsen oder gar bei Fleisch. Das haben die Forschungen von Layrisse, Martinez-Torres und Heinrich ergeben (1971 und 1977). Der außergewöhnliche Gehalt des Spinates an Oxal- und auch an Phosphorsalzen dürften dafür hauptverantwortlich sein. Wegen seines Eisens also braucht man ihn nicht zu empfehlen. Dafür aber hat er seine anderen großen Stärken:
a) Spinat hat einen Spitzengehalt an *freier Folsäure,* das ist das Vitamin B_C. Auf 100 Kcal Spinat kommt fast ein Milligramm, das ist eine Riesenmenge. Der Körper benötigt die Folsäure für die bessere Ausnutzung der Eiweißstoffe aus der Nahrung, für die Bildung von besonders komplizierten Molekülen und für den Aufbau der roten Blutkörperchen. Außerdem ist sie für die einwandfreie Funktion unseres Verdauungsapparates wichtig. Zungenbrennen und Neigung zu Durchfällen ist auch eines der ersten Zeichen des Folsäure-Mangels.

b) Der Gehalt an *Spinat-Sekretin.* Er ist der Hauptgrund dafür, daß man den Spinat in das Heilpflanzenregister aufgenommen hat. Das Sekretin ist eines der sogenannten gastro-intestinalen Hormone, das sind von den Magen- oder den Darmzellen gebildete Stoffe, welche die Verdauung steuern. Es regt speziell die Bildung des alkalischen Bauchspeicheldrüsensaftes an; außerdem steigert es die Wirksamkeit eines anderen gastro-intestinalen Hormones, des Pankreocymins, das die Bildung der Verdauungsfermente in der Bauchspeicheldrüse fördert. Der alkalische Bauchspeicheldrüsensaft — die normale Tagesmenge beträgt nicht weniger als 2 Liter — neutralisiert die Säure aus dem Magen. Wenn das vollzogen ist, ist zugleich ein zeitlicher Abschnitt der Gesamtverdauung beendet, und ein neuer, ebenso wichtiger wird eingeleitet. Auch für diese exakte zeitliche Folge, welche im Sinne einer einwandfreien Verarbeitung der Nahrungsmittel von Bedeutung ist, zeichnet das Sekretin zum guten Teil für verantwortlich. Im Gefolge von chronischen Bauchspeicheldrüsenerkrankungen, wie sie heute alles andere als selten sind, kommt es zu Störungen des Systems. Es tritt die bauchspeicheldrüsenbedingte Verdauungsschwäche auf. Neben einer (meist kohlenhydratreichen) Diät und der Zufuhr von Verdauungsfermenten sind dann Spinat oder Spinatsaft von besonderem Wert. Durch das pflanzliches Sekretin regen sie die abgeschwächte Saftleistung der Bauchspeicheldrüse an. Man nimmt 1 — 2 Eßlöffel des Saftes vor oder zu den größeren Mahlzeiten und verwendet den Spinat auch als Gemüse. Bei dieser Dosierung kommt eine nachteilige Wirkung der Oxalsäure des Spinates kaum zur Geltung. Nur wer zu Oxalat-Nierensteinen neigt oder an Eisenmangel-Blutarmut leidet, könnte sicherheitshalber auf den Brennessel-frischpflanzenpreßsaft, welcher viel weniger Oxalsäure (aber auch weniger Sekretin) enthält, ausweichen.

Das Glukokinin in den Bohnenschalen

Schon im Jahre 1923 fand der Wissenschafter Collip, daß es in bestimmten Pflanzen Wirkstoffe gibt, die erhöhten Blutzucker senken können. Ähnlich wie das Insulin, jedoch über einen anderen Wirkmechanismus. Collip nannte diese Wirkstoffe Glukokinine. Es gibt sie in einigen Nahrungsmitteln: in Bohnenschalen, Zwiebeln, Brennesseln sowie in einigen Heilpflanzen: etwa Heidelbeerblättern, Bockshornklee, im goldgelben Fingerkraut, im Geißrautenkraut und -samen, im Schöllkraut und sehr stark in der Rinde des Malayischen Jambulbaumes.
Die Wirkung der Glukokinine ist antidiabetisch*); das wurde sowohl im Tierversuch als auch am Menschen festgestellt. Der Wirkmechanismus allerdings ist nicht so körpergerecht wie beim Insulin. Während jenes das Eindringen des Blutzuckers in die Zellen erleichtert und ihn damit aus der freien Blutbahn entfernt, wirken die pflanzlichen Glukokinine über den Abbau von Zucker in der Leber. Der Blutzucker wird durch sie nur beim Zuckerkranken gesenkt, nicht aber beim Gesunden.
Damit die Glukokinine angreifen können, muß Insulin im Körper vorhanden sein — körpereigenes, von den Insulinzellen der Bauchspeicheldrüse gebildetes, oder von außen durch Spritzen zugeführtes. Das zu wissen ist sehr wichtig! Denn es sagt aus, daß die Glukokinine fehlendes Insulin *nicht* ersetzen können. Sie können die Wirkung des Insulins allerdings rationeller gestalten.
Chemisch sind die Glukokinine Abkömmlinge des Guanidins, und es gibt auch synthetische Mittel, die nach demselben Prinzip orientiert sind. Allerdings sind diese nicht frei von Nebenwirkungen — sie können zur Übersäuerung des Stoffwechsels führen und auch Magen-Darmbeschwerden mit Übelkeit und Erbrechen verursachen. Deshalb werden die Tabletten auf Guanidinbasis heute nur mehr in besonders gelagerten Fällen verordnet.**)
Das gleiche gilt auch für die Heilpflanzen mit antidiabetischer Wirkung: die Teemischungen mit Heidelbeerblättern, wie sie unter anderem von

*) Gegen die Zuckerkrankheit gerichtet, blutzuckersenkend.
**) Die häufig eingesetzten Antidiabetica vom Typ der Sulfonylharnstoffe, wie Artosin, Euglucon, Glurenorn, Glutril, Rastinon u. a. folgen einem anderen Wirkungsprinzip und sind wohl auch, aber weniger nebenwirkungsbelastet.

Pfarrer Künzle empfohlen wurden, wirken über den Umweg einer Schädigung der Leber. Obwohl man das schon seit über 50 Jahren weiß, werden die Heidelbeerblätter in Laienschriften nach wie vor zur Behandlung der Zuckerkrankheit empfohlen. Zumindest bei längerem Gebrauch aber muß man mit nicht unbeträchtlichen Vergiftungen rechnen.

Ganz anders die Nahrungsmittel Bohnenschalen, Brennesselblätter oder Zwiebel. Vor ihren Glukokininen braucht man keine übertriebene Angst zu haben. In ihrem bescheidenen, aber doch vorhandenen Rahmen wirken sie, ohne zu schädigen. Immerhin handelt es sich um Nahrungsmittel, von denen man auch größere als therapeutische Mengen unbeschadet zu essen gewohnt ist. Als „therapeutische" Menge wird bei den Bohnenschalen eine Handvoll (1 — 2 Eßlöffel) angegeben. Sie werden mit einem halben Liter Wasser auf die Hälfte eingekocht, und dieser Viertelliter dann in zwei Portionen morgens und abends getrunken.

Natürlich ist auch der vermehrte Einsatz von Busch- und Stangenbohnen (Fisolen) als Nahrungsmittel empfehlenswert. Sie gehören ja zu den wichtigsten Gemüsearten der Welt. Von den Buschbohnen *(Phaseolus vulgaris varietas nanus),* welche 50 cm hoch werden, und von den Stangenbohnen *(Phaseolus vulgaris varietas vulgaris),* welche 2 m hoch werden, gibt es grün- und gelbhülsige Sorten. Meist ist die Farbe der Hülse nur das Zeichen eines bestimmten Reifestadiums: grünhülsig kann man sie unreif ernten und verzehren; wenn man sie ausreifen läßt, werden sie gelbhülsig. Der Glukokinin-Gehalt ist bei allen Sorten in etwa der gleiche. In der Pflanzenheilkunde werden nur die Schalen selbst verwendet: *„Legumina phaseoli"* oder *„Fructus phaseoli sine semine",* was soviel heißt wie „Fisolen ohne ihren Inhalt" — nur die Schalen. In der Küche wird man natürlich die ganze grüne Bohne gebrauchen.

Es gibt unglaublich viele Sorten mit den verschiedensten Geschmacksrichtungen; von den grünhülsigen Buschbohnen „Doppelte holländische Prinzeß" und „Pfalzgräfin", den gelbhülsigen Buschbohnen „Kiwa" und „Wachs beste von allen" bis zu den Stangenbohnen „Hilda" und „Perle von Marbach" (grünhülsig) sowie „Goldhilde" und „Mago" (gelbhülsig). Für einen Feinschmecker wäre es eine Lebensaufgabe, hier durchzukommen und nach Wohlgeschmack zu sortieren. Um so mehr verwundert, daß die Busch- und die Stangenbohnen in unserer Zeit gebietsweise so sehr vernachlässigt und nur in Großküchen mit Massenausspeisung häufig verkocht werden.

Das Glukokinin der Bohnenschalen (mit der chemischen Formel Guanidinaminovaleriansäure) ist hitzeunempfindlich, also auch in gedünsteten grünen Bohnen voll enthalten. Allerdings ist es auch wasserlöslich (sonst könnte man keinen Tee daraus bereiten); deshalb sollte man schonend dünsten und nicht zu sehr verkochen. Natürlich darf niemand glauben, daß er mit grünen Bohnen (Fisolen) seine Zuckerkrankheit heilen kann. Hier sind nun doch die exakte Einstellung auf Insulin und Diät unumgänglich. Als unterstützendes und vorbeugendes Mittel wollen wir dieses Gemüse aber doch sehen. Vor allem, wenn man weiß, daß die familiäre Anlage zur Zuckerkrankheit besteht, sollte man auf die grünen Bohnen nicht mutwillig verzichten. Ebenso wie die Kartoffel, die Tomate und der Mais wurde dieses Gemüse erst im 16. Jahrhundert durch die spanischen Konquistadoren nach Europa gebracht. Wieder einmal: Es ist nicht alles schlecht, was von Amerika kommt.

Knoblauch und die Blutfette

Der Knoblauch zählt zu den ältesten Heilpflanzen und Gewürzen überhaupt. Im alten China, wo seine Urheimat liegt, soll er schon in der Zeit vor der schriftlichen Überlieferung, der Zeit der „sagenhaften Kaiser", außergewöhnlich geschätzt gewesen sein. Die chinesischen Kaiser waren ja unentwegt auf der Suche nach einem Wundermittel, das überlanges Leben vermitteln sollte. Da werden sie am Knoblauch nicht vorbeigegangen sein.
Die akademische Medizin verhielt sich gegenüber der Behauptung aus dem Volke, daß der Knoblauch der Arterienverkalkung vorbeuge und somit lebensverlängernd wirke, lange Zeit sehr reserviert. Bis im Jahre 1975 die Wissenschafter Jain und Konar an mit Knoblauch gefütterten Kaninchen eindeutige Erfolge nachwiesen: der Grad an Arterienverkalkung war bei ihnen um bis zu 50% geringer als bei anderen Kaninchen, welche keinen Knoblauch, sonst aber dasselbe, die Arterienverkalkung fördernde Futter erhielten.
Kurz darauf stellten Kerekes und Faszt fest, daß durch Knoblauch auch beim Menschen Blutfette und Cholesterin gesenkt werden. Als verantwortlichen Wirkstoff dafür entdeckte man das Allicin. Die Bezeichnung leitet sich von Allium, dem botanischen Gattungsnamen für die Lauchgewächse, ab.*) Das Allicin gibt es auch in allen von ihnen, im Knoblauch aber ist am meisten davon — gefolgt vom Bärlauch — enthalten.

---

*) Knoblauch: Allium sativum
Zwiebel: Allium cepa
Bärlauch: Allium ursinum
Schnittlauch: Allium schoenoprasum
Lauch (Porree): Allium porrum

Chemisch gehört das Allicin zu einer bestimmten Gruppe von Schwefel-Eiweißverbindungen, den S-Alkyl-Cysteinsulfoxyden. Und solche gibt es auch in anderen Gemüsen, wie den Kohlsorten und den Rettichen, welche also neben ihren spezifischen Eigenschaften (Seite 13ff und Seite 20ff) auch eine gewisse, der Arterienverkalkung vorbeugende Wirkung haben.
Knoblauchextrakte senken speziell jene Art von Blutfetten, welche zur Arterienverkalkung führen. Das sind die mit niedriger Dichte (LDL — Low Density Lipoproteine). Sie vermehren aber zugleich jene andere Art von Blutfetten, welche der Arterienverkalkung entgegenwirken. Das sind die mit hoher Dichte (HDL — High Density Lipoproteine). Solcherart greift der Knoblauch in die feinen Mengenverhältnisse unseres Körpers ein und verschiebt das Gleichgewicht zugunsten der Gesundheit und des längeren Lebens.
Die Cholesterin-Senkung durch das Allicin des Knoblauchs (Bärlauches und anderer Pflanzen) dürfte darauf beruhen, daß das im Blutplasma frei vorhandene Cholesterin verkuppelt wird und auf diese Weise abtransportiert und entfernt werden kann.
Sehr eindrucksvoll ist hier die jahrtausendealte Erfahrung von Menschen durch die moderne Wissenschaft erklärt, erläutert und bestätigt.

Weitere Wirkungen des Knoblauchs

1. Die Erweiterung von Blutgefäßen

Besonders gilt das für die Beingefäße, für die Blutgefäße in den Augen und für die Darmwurzelgefäße. Deshalb ist der vermehrte Einsatz von Knoblauch besonders angebracht: bei der sogenannten Schaufensterkrankheit (die daran Leidenden bleiben häufig vor Schaufenstern stehen, um dort unauffällig das Nachlassen des Mangeldurchblutungsschmerzes in den Beinen abzuwarten), weiters bei der gefäßbedingten Sehschwäche und bei der Verkalkung der Darmwurzelgefäße (häufige Ursache für Blähungen) erfolgversprechend. Alle diese Störungen treten bevorzugt bei älteren Menschen auf. So erklärt sich die Beliebtheit des Knoblauchs besonders bei den älteren Semestern.

2. Die Wirkung auf den Darm

Diese ist unabhängig von der günstigen Beeinflußung der Darmwurzelgefäße, addiert sich zu dieser im Endeffekt jedoch. Der Knoblauch beseitigt Gärungsprozesse im Darm, Blähungen und Verdauungsschwäche. Hier spielt auch ein antibiotischer Wirkstoff des Knoblauchs eine Rolle. Durch ihn werden unliebsame Darmbakterien bekämpft. Besonders wirkt des-

halb der Knoblauch bei den Folgezuständen nach der Ruhr, auch der Amöbenruhr. Diese ist in den Mittelmeerländern sehr verbreitet, und nicht zuletzt deshalb ist der Knoblauch dort so beliebt.
Eine besondere Wirkstoffgruppe im Knoblauch sind seine Lauchöle mit ihrer Wirkung gegen Blähungen und ihrem Galle- und Verdauungsdrüsensekret fördernden Effekt.

3. Die Wirkung gegen Eingeweidewürmer

Auch sie ist ein Grund, wieso der Knoblauch vor allem in den südeuropäischen Ländern mit ihren größeren Ansteckungsmöglichkeiten für Würmer so sehr beliebt ist.
Die Wirkung erstreckt sich vor allem auf die bei Kindern häufiger vorkommenden Madenwürmer (Oxyuren), aber auch auf Spul- und sogar Bandwürmer. Ähnlich wie durch das Duftöl der Möhre werden auch durch die Wirkstoffe des Knoblauchs die Würmer erst erregt und zur Flucht in die unteren Darmabschnitte veranlaßt; dann durch höhere Knoblauchdosen gelähmt, sodaß sie widerstandslos ausgeschleust werden können. Besonders sinnvoll bei Wurmbefall: die kombinierte Anwendung von Knoblauch (und Möhren) als Speise und, ein bis zwei Tage später, der Knoblauch-Einlauf. *)

4. Der allgemeine kräftigende Effekt

Durch Anregung einer ganzen Reihe von körpereigenen Regulationen, besonders auch der Hormondrüsen. Darauf beruht die immer wieder beschriebene potenzsteigende Wirkung des Knoblauchs und der günstige Einfluß auf Wallungen im Wechsel. Man kennt die Wirkmechanismen im Detail noch nicht. Möglicherweise spielen hier besondere organische Schwefelverbindungen (Rhodanide), die man im Knoblauch vermehrt gefunden hat, eine Rolle.

5. Die Wirkung bei der chronischen Bleivergiftung

Sie wurde in jüngerer Zeit durch den Wissenschafter Petkov nachgewiesen. Die Zeichen der Bleivergiftung schwanden unter Knoblauch-Zufuhr viel schneller als gewöhnlich, und bei Arbeitern in Bleibetrieben traten sie gar nicht erst auf, wenn der Knoblauch regelmäßig vorbeugend genommen wurde. Man konnte das in Blut und Harn exakt nachweisen.

---

*) Eine Knoblauchzehe wird zerkleinert, mit einem Viertelliter Wasser oder Milch 10 Minuten lang gekocht und nach dem Abkühlen als Klysma in den Mastdarm eingespritzt. Ein solches Klysma wird (besonders bei Madenwürmern) im wöchentlichen Abstand wiederholt. Um die Würmer zugleich aus den oberen in die unteren Darmabschnitte zu drängen, werden in der ganzen Zeit Knoblauch und Möhren bzw. Möhrensaft weiter verabreicht.

Diese eine Schwermetallvergiftung verhindernde Eigenschaft des Knoblauchs spielt gerade in Zeiten gesteigerter Umweltbelastung eine wichtige Rolle.

Der Anwendung des Knoblauchs ist durch den Geruch häufig eine Grenze gesetzt. Unmittelbar nach der Einnahme riecht es aus Mund und Magen. Der eigentliche Knoblauchgeruch aber tritt erst später auf — durch die Ausdünstung der schwefelhaltigen Bestandteile des Knoblauchs über Haut und Lunge. Diese Tatsache zeigt aber auch, daß die Wirkstoffe des Knoblauchs den ganzen Körper durchdringen; nach R. F. Weiss ist die Ausdünstung eine Voraussetzung für die Wirkung des Knoblauchs. An der Wurzel also darf man sie nicht behindern — etwa durch gleichzeitige Einnahme von Tierkohle, um die Stoffe schon im Darm zu binden. Wohl aber kann man dem Geruch die Spitze nehmen: durch vermehrte Körperpflege, durch verschiedene Überdeckungsmaßnahmen, wie Kauen von Kerbel, von Petersilie, von Kaffeebohnen. Auch Thymian und Pfefferminze eignen sich. Üblicherweise zieht man eine Knoblauchkur über Wochen durch. 2 — 3 Knoblauchzehen über den Tag verteilt mit etwas Milch, oder fein zerhackt auf Brot. Es gibt auch einen Frischpflanzenpreßsaft und verschiedene Spezialzubereitungen, wie Knoblauchwein oder Knoblauchlikör. Knoblauchkapseln empfehlen sich dann, wenn man den frischen Knoblauch vom Magen her nicht verträgt.

Zur Vorbeugung wird auch eine Wochenendkur empfohlen: Ausreichende Knoblauchmengen von Samstag bis Sonntag-Abend.
In den meisten Fällen ist frischer Knoblauch wirksam. Nur, wenn es sich um die blähungswidrigen Lauchöle handelt, dann ist abgelagerter Knoblauch besser geeignet.

Die Laucharten und ihre Lauchöle

Der Knoblauch und weitere Laucharten, wie die Küchenzwiebel, die Schalotte, der Bärlauch, der Schnittlauch und der Porree, enthalten auch bestimmte Schwefelverbindungen, welche zusammen die sogenannten Lauchöle bilden. In der lebenden Pflanze kommen diese geruchsintensiven Stoffe nicht vor. Sie bilden sich durch Zersetzung erst nach der Ernte beim allmählichen Aufweichen der Pflanzenzellen während der Lagerung. Deshalb ist in diesem Fall älteres und abgelagertes Gut gehaltvoller. Das ist besonders beim Knoblauch, bei der Zwiebel und bei der Schalotte von Be-

ARTEN UND SORTEN	WIRKSAME SUBSTANZEN	HAUPTANWENDUNGSBEREICH
Kohl- und Krautsorten (Brassica - Arten)	Anti-Ulkus-Faktor (Methyl-Methioninsulfonium-bromid)	Magen- und Darmgeschwüre, Gastritis
Rote Bete/Rübe, Zuckerrübe (Beta - Arten)	1. Betain 2. Betanin	1. Leberschutz, Fettleber 2. Unliebsame Darmbakterien bekämpfend
Artischocke (Cynara - Arten)	1. Cynaropikrin 2. Cynarin	1. Allgemeine Kräftigung 2. Leberschutz, Leberaufbau, Gallefördernd, Gallensteine verhindernd, erhöhte Blutfette senkend
Rettiche (Raphanus - Arten)	Raphanol, Glucoraphanin	Chronische Gallenerkrankungen, Störung der Darmflora
Möhre (Karotte) (Daucus - Arten)	Ätherisches Öl	Maden- und Spulwürmer
Kartoffel (Solanum tuberosum — -Sorten)	1. Solanin 2. Schleimstoffe	Gastritis, Magen - und Darmkoliken
Tomate (Solanum lycopersicum- -Sorten)	1. Solanin 2. Fruchtsäuren	Verstopfung durch verkrampften Dickdarm
Spinat (Spinacia oleracea- -Sorten)	1. Freie Folsäure 2. Spinat-Sekretin	1. Aufbau besonderer Moleküle 2. Bauchspeicheldrüsenbedingte Verdauungsschwäche
Busch- und Stangenbohnen (Phaseolus vulgaris- -Sorten)	Glukokinin Guanidinamino-valeriansäure	der Zuckerkrankheit vorbeugend
Knoblauch (Allium sativum)	Allicin, Rhodanide	1. Cholesterin und Blutfette senkend 2. Blutgefäßerweiternd 3. Gärungsprozesse und Eingeweidewürmer bekämpfend 4. Allgemein kräftigend 5. Gegen chronische Bleivergiftung
Knoblauch, Zwiebel und andere Lauchsorten (Allium - Arten)	Schwefelhältige Lauchöle	Blähungswidrig, Galleflußanregend, Schadbakterien im Darm bekämpfend

deutung. Sie werden nach der Ernte gerne mit Bast zu dekorativen Zöpfen geflochten, bzw. in einen Strumpf gegeben. Reif zur Lagerung sind diese drei Laucharten dann, wenn sich ihre Schalen pergamentartig anfühlen und ihr Laub verwelkt ist. Dann aber haben sich, durch Sauerstoff-Abgabe, die ersten Lauchöle gebildet. Ihre Hauptwirkung ist blähungswidrig; außerdem fördern sie die Bildung der Galle, regen die Tätigkeit der Verdauungsdrüsen an und bekämpfen unliebsame Bakterien in den Gedärmen. In dieser Hinsicht sind die Wirkungen von Knoblauch, Zwiebel und Schalotte vergleichbar. Hinsichtlich der übrigen, zuvor erwähnten Wirkungen steht der Knoblauch, allenfalls gefolgt vom Bärlauch, souverän an erster Stelle.

Verschiedene Gemüse-, Obst- und Beerensorten mit heilsamer Wirkung

Es gibt noch eine ganze Reihe von weiteren Sorten, die ebenfalls nicht nur eine sättigende, sondern auch eine heilsame Wirkung entfalten. Bei manchen sind die Zusammenhänge durch die moderne wissenschaftliche Forschung geklärt, bei anderen basiert die Heilanzeige mehr auf dem Erfahrungsgut der Volksmedizin. Die wichtigsten von ihnen sind im Folgenden beschrieben.

A. Gemüsesorten

Einteilung in alphabetischer Reihenfolge. Die in den vorigen Kapiteln bereits ausführlich beschriebenen Sorten sind mitangeführt, es wird auf die jeweilige Seite rückverwiesen.

1. Aubergine (Eierfrucht)
Südeuropäische Frucht. Als Nachtschattengewächs mit größerem Solanin-Gehalt nicht für den Rohverzehr geeignet. Wie bei ihren Verwandten Kartoffel und Tomate sind ihre grünen Teile giftig. Der fleischige Teil der Frucht enthält Wirkstoffe mit cholesterinsenkendem Effekt. Die dunkelviolette, glänzende Haut ist reich an organischen Säuren, daher stuhlfördernde Wirkung. Wenn man die Auberginen ohne Fett dünstet (mit der Haut), dann wirken sie anregend auf Leber und Galle.

2. Artischocke s. S 17

3. Bärlauch s. S 31

4. Bohne, weiße, Saubohne, Puffbohne:
Botanisch keine Hülsenfrucht, sondern eine Wickenart. Im Rohzustand leicht giftig. Entgiftung durch Kochen. Die Volksmedizin schreibt den wei-

ßen Bohnen eine beruhigende Wirkung zu. Besonders der Absud wirkt deutlich entwässernd.

5. Brennessel

Eine der meistgebrauchten Heilpflanzen. Die frischen, jungen Blätter und die Triebe werden auch in der Küche verwendet: als Gemüse, als Salat, zur Saftgewinnung. Die wichtigsten der vielen Eigenschaften der Brennessel:

- Reinigung von Blut und Körpersäften,
- Entwässerung,
- allgemein anregend auf die Zellarbeit. Sie enthält, ähnlich den Bohnenschalen, ein Glukokinin, siehe Seite 26. Spezielle Anwendungen in der Volksmedizin: Rheuma, Gicht, Haut- und Haarerkrankungen. Hemmt die Milchsekretion, daher nicht für stillende Frauen geeignet.

6. Buschbohne, grüne Bohne/Fisole s. S 26

7. Chicoree, Zichorie, Wegwarte

Mehrere Formen sind gebräuchlich:

a) der Salatchicoree: verwendet werden die Blätter

b) der Bleichchicoree: verwendet werden die weißgelben Wurzeln als Wurzelgemüse. Es handelt sich um eine veredelte Zuchtform aus

c) der Wurzelchicoree: wird als Kaffee-Ersatz verwendet (Zichorienkaffee).

Die Wurzeln ebenso wie die Blätter enthalten den Bitterstoff Intybin, welcher eine nachgewiesene milde Anregung des Galleflusses bewirkt. Außerdem Anregung von Saftbildung und Beweglichkeit des Magens sowie der Bauchspeicheldrüsentätigkeit. Die Volksmedizin empfiehlt den Chicoree auch als Mittel gegen unreine Haut.

8. Erbse

Diese beliebte Hülsenfrucht enthält ein pflanzliches Kontrazeptivum, einen Stoff, der wie eine „Pille“ wirkt. In Tibet und in manchen Gegenden Indiens soll die Bevölkerungszahl nur deshalb seit 200 Jahren konstant geblieben sein, weil die Frauen dort außergewöhnlich viel Erbsen essen und daher nicht so fruchtbar sind als anderswo. Bei uns wird sich die Erbse als Pille nicht durchsetzen, eher umgekehrt: Frauen mit großem Kinderwunsch sollten von allzu vielem Erbsen-Essen Abstand nehmen. Die Volksmedizin empfiehlt die Erbse, ähnlich wie den Hafer, als besonderes Kräftigungsmittel nach schweren Krankheiten.

9. Feldsalat, Ackersalat, Rapunzel

Ein Baldriangewächs, welches mit dem echten Baldrian auch entfernt verwandt ist. Die Volksmedizin verwendet den Feldsalat zur Blutreinigung, bei Verstopfung und zur Hebung der Widerstandskraft bei Infekten.

10. Fenchel
Man verwendet von kulturmäßig angebauten Fenchelsorten die Blattansätze als Gemüse. Die Wirkung ist ähnlich jener der als Gewürz und Heilmittel verwendeten Früchte des Fenchels: krampflösend, gegen Blähungen und gegen Husten sowie Anregung der Verdauungsdrüsen. Die Volksmedizin verwendet den Fenchel auch gegen durch schlechte Durchblutung ausgelöste Kopfschmerzen.

11. Fisole/grüne Bohne s. Seite 26

12. Gurke
Der Saft von Salat- und Schälgurken ist ein bewährtes Diätmittel gegen Rheuma und Gicht. Anregung der Nierentätigkeit und Ausschwemmung von Giftstoffen. In der Kosmetik verwendet man Gurkenscheiben zum Erfrischen und Straffen von müder Haut.
Bei den verschiedenen Hautflechten verwendet die Volksmedizin die Gurke innerlich und äußerlich zugleich.

13. Karotte/Möhre s. S 22

14. Kartoffel s. S 23

15. Knoblauch s. S 28

16. Kohl, Kraut, Kohlrübe s. S 13

17. Kopfsalat, Gartenlattich
Enthält wie alle Latticharten den Wirkstoff Lactucarium. Dessen Wirkung ist beruhigend, schlaffördernd und schmerzlindernd.
Die Volksmedizin verwendet den Kopfsalat-Absud als Wasch- und Reinigungsmittel bei der Akne.

18. Kürbis
Das Kürbisgemüse wirkt mild abführend, wird aber als Darmgifte ansaugendes Mittel auch bei Durchfällen gegeben. Man verordnet dann analog zum „Apfeltag" oder „Möhren/Karottentag" einen Kürbistag. Das Kürbisfleisch wird zu diesem Zweck gedünstet.
Die Volksmedizin verwendet das Kürbisfleisch auch als bevorzugtes Gemüse bei rheumatischen Erkrankungen.
Eine besondere Wirkung haben die Kürbiskerne
a) *als Mittel gegen Bandwürmer.* Die Kerne des sogenannten Markt- und des Mantelkürbis sollen am wirksamsten sein. Für eine Bandwurmkur braucht man größere Mengen ungeschälter Kerne — mindestens 200 g —, die zerstampft oder mit der Kaffeemühle gemahlen werden.
Daraus wird mit Milch und Honig ein Brei geformt, der morgens nüchtern

in 2 Portionen gegessen wird. Der Bandwurm wird dadurch gelähmt, aber nicht getötet. Deshalb muß man nach 2 Stunden Rizinusöl nehmen, um ihn auszuschleusen, bevor die Lähmung nachläßt.
Es gibt — in Frankreich — auch ein besonders konzentriertes Kürbiskernöl, das als Bandwurmmittel Verwendung findet.
b) *als Mittel gegen die beginnende Vergrößerung der Prostata (Vorsteherdrüse).* Auch hier sind es Kerne aus einer Spezialzucht eines Kürbis, die am besten wirken. Männer aus den Balkanländern, welche die Kerne dieser Kürbissorte regelmäßig kauen, erleiden jedenfalls auffallend selten eine Vergrößerung ihrer Prostata.

19. Lauch s. S 31

20. Melone

Man unterscheidet meist zwischen der Zucker- und der Wassermelone. Auch die Papayafrucht als „Baummelone" zählt man in die weitere Verwandtschaft (s. dort).
a) Die Zuckermelone gibt es in drei Unterarten:

- als glatte Form = Ananasmelone,
- als Netzmelone mit genetzter Schale und
- als Cantalupe, einer Unterart mit gerippter Schale. Sie ist nach der bei Rom gelegenen Ortschaft Cantalupa benannt.

Die Volksmedizin verwendet alle drei Unterarten zum selben Zweck: als Entwässerungsmittel, gegen Verstopfung, insbesondere bei Bestehen von Hämorrhoiden und bei rheumatischen Erkrankungen. Auch eine fiebersenkende Wirkung wird der Zuckermelone nachgesagt.
b) Die Wassermelone hat einen geringeren Zuckergehalt als die Zuckermelone (4 g:8 g in 100 g) und ist daher für den Zuckerkranken günstiger. Die Anwendungsgebiete der Volksmedizin sind dieselben wie bei der Zuckermelone. In den USA wird Wassermelonensaft bei bestimmten Nierenleiden eingesetzt. In der Kosmetik wird die Wassermelone ähnlich wie die Gurke verwendet. Manche Menschen vertragen Wassermelonen nicht. Sie sind überempfindlich gegen Cucurbitacine, Stoffe, die auch im Kürbis vorkommen. In letzteren aber werden die Cucurbitacine durch Erhitzen entgiftet, deshalb sind Erkrankungen seltener. In Südamerika, wo aus Durst oft größere Mengen Wassermelonen auf einmal verzehrt werden, gibt es nicht selten schwere Magen-Darmbeschwerden mit bedrohlichen Durchfällen durch sie.

21. Möhre/Karotte s. S 22

22. Papaya, Baummelone

Die kürbisartige Frucht des Melonenbaumes. Das Fruchtfleisch enthält

das Ferment Papain. Es erleichtert die Eiweißverdauung. Man kann also zu fleisch- oder fischreichen Mahlzeiten eine Papaya auslöffeln — oder eine frische Ananas essen, das wirkt ähnlich (Seite 38). Für medizinische Zwecke (Verdauungsstörungen, Wundbehandlungen) wird das Papain aus dem Milchsaft der unreifen Früchte gewonnen.
In ihrer tropischen Heimat (Indien, Brasilien) wird die Papaya gegen die Verstopfung täglich zum Frühstück gegessen.

23. Pastinak
Diese gelblichweiße Pfahlwurzel war im Altertum hochgeschätzt und zählte zu den am weitesten verbreiteten Gemüsesorten. Ab dem 11. Jahrhundert wurde sie durch die Möhre verdrängt. Die Volksmedizin verwendet Pastinak heute noch gerne wegen seiner beruhigenden Wirkung. Außerdem ist ihm eine blutreinigende und entwässernde Wirkung eigen.

24. Paprikaschote
Der Gemüsepaprika ist (ebenso wie der Gewürzpaprika) ein Nachtschattengewächs und mit Aubergine und Tomate verwandt. Grüne Paprikaschoten sind vorzeitig geerntete Früchte. Läßt man sie ausreifen, dann werden sie entweder rot (wie die Sorten „Bell Boy“ oder „Szegediner“) oder gelb (wie die Sorte „Early Calwonder“).
Die Volksmedizin schätzt alle diese Sorten als Verjüngungsmittel und setzt sie gegen alle Formen von Altersleiden ein. Vermehrter Gebrauch von Paprikagemüse soll auch die Verkalkung bremsen.
Der charakteristische scharfe Geschmack des Paprikas kommt von dem Stoff Capsicain. Er regt die Verdauungsdrüsen an und kräftigt — über Anregung der Nebennierenrinde — ganz allgemein.

25. Porree s. S 31

26. Portulak, Bürzelkraut, Bürzelkohl
Fleischiges Blattgemüse mit erfrischendem salzigen Geschmack. Die Blattknospen werden als Kapernersatz verwendet. In der Volksmedizin wird Portulak (wie Spinat bereitet oder Salaten zugemischt) bei Verstopfung gegeben.

27. Rettich, Radieschen, s. S 20

28. Rote Bete/Rübe s. S 14

29. Schalotte s. S 31

30. Sellerie
Verwendet werden der Bleich- oder Stielsellerie, von dem die Blattstiele gegessen werden, und der Knollen- oder Wurzelsellerie, von dem man die

Knolle ißt. Der Bleichsellerie ist bei der Ernte grün. Früher hielt man ihn im Dunklen, woraufhin er ausbleichte. Daher der Name. Heute läßt man die Stiele grün, da sie so ihre Vitamine behalten; den alten Namen aber hat man belassen. Es gibt auch Stielsellerie mit roten und mit gelben Stielen. Alle Sellerie-Sorten werden von der Volksmedizin gerne und häufig verwendet. Die Hauptanwendungsgebiete: zur allgemeinen Kräftigung, gegen rheumatische Erkrankungen, gegen Gicht. Die Ausheilung von Schleimhaut-Erkrankungen, Bronchitis, Blasenentzündung, Darmentzündungen wird gefördert. Auch als Potenzmittel ist Sellerie seit altersher im Gespräch.

31. Sojabohne
Eines der konzentriertesten Nahrungsmittel überhaupt. Darüberhinaus sind auch medizinische Einsatzgebiete bekannt: durch eine cholesterinsenkende Wirkung Vorbeugung der Arterienverkalkung. Allgemein kräftigend, Beschleunigung der Rekonvaleszenz nach schweren Erkrankungen.

32. Stangenbohne s. S 26

33. Spinat s. S 24

34. Tomate s. S 23

35. Zwiebel s. S 31

B. Obst- und Beerensorten

1. Ananas
Enthält das Ferment Bromelin, das die Eiweißverdauung fördert. Bei Mangel an Magensäure ist das eine große Hilfe. Allerdings hat nur das rohe Fruchtfleisch diese Wirkung, erhitzte Ananas oder Ananas aus Dosen nicht, da das Ferment bereits durch Pasteurisieren unwirksam gemacht wird.

2. Apfel
Enthält Pektine, das sind Stoffe, die, ähnlich wie Tierkohle, imstande sind, im Darm Giftstoffe zu binden.
Diese Pektine sind am besten wirksam, wenn man den Apfel mit einer Glasreibe ganz fein reibt. Bei Durchfallserkrankungen wird so die Apfeldiät nach Moro durchgeführt: 1000 bis 1500 Gramm feinst geriebene Äpfel über den Tag verteilt essen. In diesem Fall werden die Schale und das Gehäuse entfernt.
Ein am Abend gegessener, mit der Schale fein geriebener Apfel bindet allfällige Giftstoffe im Darm, die man sich im Verlauf des Tages zugezogen hat. Durch Dr. D. C. Jarvis ist ein *Apfelessigtrank* für den täglichen Ge-

brauch bekannt geworden: 2 Teelöffel Apfelessig mit 2 Teelöffel Honig vermischen, mit Wasser auf 1/8 Liter auffüllen: zwischen und während den Mahlzeiten. Bei Morgenmüdigkeit, Schwindel und Übelkeit am Morgen werden größere Mengen — bis zu einen Liter — empfohlen. Gleich nach dem Aufstehen nüchtern trinken.
Aus den getrockneten Apfelschalen wird ein Tee mit mild stuhlregulierender Wirkung hergestellt.
Die Volksmedizin empfiehlt den vermehrten Gebrauch von Äpfeln auch bei Blutarmut, bei Rheumatismus, bei Steinerkrankungen und als fiebersenkendes Mittel.

3. Aprikosen/Marillen
Die Chinesen kannten die Aprikosen schon vor 5000 Jahren und aßen sie regelmäßig — als eines ihrer lebensverlängernden Mittel. Die französische Volksmedizin empfiehlt *Aprikosen* als Mittel gegen das Altern heute noch. Weitere Wirkungen: Verdauungsregulierend, gegen allgemeine Schwäche, Hautunreinheiten. Auch als Mittel gegen Heiserkeit und Stimmverlust werden die Aprikosen empfohlen.

4. Avocados/Alligatorbirne
Durch den außergewöhnlich hohen Gehalt an Pantothensäure gegen Hautkrankheiten und Haarausfall. Gilt als Aphrodisiakum = ein die Liebeslust anregendes Mittel.
In neuerer Zeit wurden in der Avocado pflanzliche Antibiotika, Substanzen mit bakterientötender Wirkung gefunden. Daher zur Vorbeugung von Darminfektionen geeignet.

5. Banane
Diätmittel bei Magen- und Nierenerkrankungen. Kurmittel bei erhöhter Harnsäure (Gicht). Aufbaukost für unterernährte Kinder.
Will man die Banane für diese Zwecke richtig nutzen, muß man ihre Reifezeichen kennen:

- gelb mit grünen Spitzen,
- gleichmäßig goldgelb,
- goldgelb mit hellbraunen Tupfen (Sommersprossen, Tigerflecken).

Erst bei diesem letzten Reifegrad ist die Umwandlung der Stärke in Rohr-, Frucht- und Traubenzucker erfolgt. Dieser Reifegrad bringt auch die besten Erfolge.

6. Birne
Es gibt eine Birnendiät nach Dr. Leonhard Schlegel: sie wird beim Bluthochdruck älterer Menschen empfohlen, vor allem bei der wechselbeding-

ten Form. An zwei Tagen der Woche werden 1500 — 2000 Gramm frische, reife Birnen als einzige Nahrung gegessen. Am besten eignen sich weiche Butterbirnen. Manche Sorten haben sogenannte Steinzellen, das sind sandkorngroße härtere Teile im Fruchtfleisch. Diese Steinzellen gehören zum Reifungsvorgang, sind aber auch in reifen Früchten anzutreffen. Menschen mit empfindlichem Darm und mit Gallenwegsleiden vertragen solche Birnen nicht roh (wohl aber gekocht). Solche Birnen eignen sich für Kurzwecke nicht.
Die Volksmedizin schätzt die Birne außerdem als Mittel zur Beschleunigung der Wundheilung und wegen ihrer fieberdämpfenden Eigenschaft. Hademar Bankhofer empfiehlt sie als regelmäßige Nahrung, vor allem für den Menschen ab 40, der seine geistige Frische erhalten will.

7. Brombeere

Es gibt schwarze und violette Formen. Der Farbstoff jeweils ist ein Anthocyan, eine Substanz, die das Wachstum von Bakterien behindert. Bei Durchfallserkrankungen ist Brombeersaft deshalb hilfreich. Größere Mengen frischer Brombeeren allerdings wirken durchfallverursachend. Aus den Brombeerblättern wird ein beliebter Haus- und Familientee bereitet.

8. Erdbeere

Die Volksmedizin schreibt ihr eine breite Wirkung zu: gegen Gicht, rheumatische Beschwerden, Nierensteine, Blasenleiden, Lebererkrankungen, Blutarmut und fieberhafte Zustände. Was nachgewiesen werden konnte, ist ein pflanzliches Antibiotikum. Dieses schützt die keimanfällige Erdbeere selbst, tötet aber auch Typhuserreger in noch 19facher Verdünnung. Dieses Antibiotikum hält sich allerdings nur in ganz frischen Erdbeeren. Weiters enthält die Erdbeere eine dem Aspirin verwandte Substanz: Methylsalycilsäure. Das erklärt die Wirkung gegen Rheuma und fieberhafte Zustände.
Als Kurmittel wurde die Erdbeere von den Ärzten von Noorden und Heupke gegen die Sprue eingesetzt. Das ist eine in den Tropen vorkommende Verdauungserkrankung.

9. Feige

Eines der besten natürlichen Abführmittel. Wirkt durch den hohen Gehalt an Fruchtsäuren, welche im Darm Wasser anziehen und dadurch die Stuhlmenge vermehren. Man nimmt morgens eingeweichte Feigen oder benutzt einen handelsüblichen Feigensaft. Auch die sogenannten Fruchtwürfel sind auf der Basis von Feigen hergestellt. Allerdings haben sie meist einen Zusatz von Senna, weshalb sie nicht bedenkenlos eingesetzt werden dürfen.

Feigen werden außer bei Verstopfung und bei Hämorrhoiden auch bei Erkrankungen von Leber und Galle verwendet. Schon die altägyptische Medizin benutzte eine Milch-Feigensaft-Mischung als Standardrezept gegen eine Reihe von Erkrankungen.

10. Grapefruit
Das Fruchtfleisch, ebenso wie der Saft, reguliert die Verdauung und wirkt antidyskratisch: Stoffwechselschlacken werden entfernt. Als Diätnahrung besonders in den USA sehr beliebt.

11. Heidelbeere, Schwarz-, Blaubeere
Sie enthalten 7% Gerbstoff und außerdem einen blauen Farbstoff. Dieser ist ein antibakteriell wirkendes Anthocyan. Durch die Kombination von beiden — Gerbstoff und Farbstoff — ist die Heidelbeere eines der besten natürlichen Mittel gegen den Durchfall. Der Farbstoff dringt in die Bakterienleiber ein und hemmt deren Entwicklung. Die Gerbstoffe fällen die entzündeten oberflächlichen Schichten der Darmschleimhaut aus, sodaß eine dünne Membran entsteht, in der die geschädigten Bakterien eingeschlossen werden. Wenn die Membran, wie ein Wundhäutchen, abgestoßen wird, dann kann sie mitsamt den Bakterien ausgeschieden werden. Ein sehr sinnvolles Zusammenspiel zweier Wirkstoffe in einer Pflanze. Man verwendet bei Durchfall die getrockneten Heidelbeeren: 50 — 100 g gründlich kauen und schlucken. Oder in Wasser aufquellen lassen und trinken. An Stelle von Wasser ist auch ein herber, gerbstoffhältiger Rotwein beliebt.
Getrocknete Heidelbeeren sind in Apotheken erhältlich, denn sie gelten offiziell als Heilmittel.
Auch als *Gurgelmittel* werden sie gerne verwendet. Für diesen Zweck werden sie so lange gekocht, bis der Absud ganz dunkel ist — ein Zeichen, daß der antibakterielle Farbstoff gelöst ist.
Es gibt auch eine „Heidelbeervollfrucht", das ist die gesamte Frucht, mit Haut und Kernen eingedickt und mit etwas Fruchtzucker versetzt. Man benutzt sie für den Wiederaufbau der geschädigten Darmschleimhaut nach Durchfällen und nach Abführmittelmißbrauch. Die Volksmedizin benutzt die Heidelbeere auch gegen rheumatische Erkrankungen. Da sie einen der Salycilsäure ähnlichen Stoff enthält, ist eine Wirkung auch denkbar.

12. Himbeere
Sie kommt als Waldhimbeere wild und als Gartenhimbeere gezüchtet vor. Der Gesamtzuckergehalt ist bei beiden gleich, doch haben die Waldhimbeeren einen größeren Fruchtzuckeranteil. Auch Aromastoffe mit heilsamer Wirkung sind in den Waldhimbeeren konzentrierter. Es gibt gelbe

Himbeeren, welche durch Zufallskreuzung und (häufiger) durch Züchten aus den roten entstanden sind. Und schließlich gibt es früh- oder spätreife Himbeeren, wobei die spätreifen — September, Oktober — gehaltvoller sind. Die Heilempfehlungen sind für alle Sorten dieselben: Der Saft ist ein beliebtes und wirksames Fiebergetränk, die Beeren wirken krampflösend bei Gallenleiden und sind ausgesprochen gut magenverträglich. Außerdem fördern sie die Verdauung.

13. Holunderbeere

Sie zählt zu den registrierten Heilmitteln. Die reifen Früchte sind ein mildes Abführmittel; allerdings darf man nur sehr wenig davon essen, denn in größeren Mengen erzeugen sie Übelkeit und Erbrechen. Das bewirkt der Stoff Sambunigrin, der besonders in den unreifen Beeren stark vertreten ist. Diese sind daher regelrecht giftig. Auch beim Einkochen muß man darauf achten, daß keine grünen, un- und halbreifen Beeren, die oft neben den reifen an den Dolden sind, mitverwendet werden. Die erfahrenen Bauern kochen deshalb den geernteten Holunder nicht sofort nach der Ernte ein, sondern lassen ihn 2 — 3 Tage in der Sonne nachreifen. Das baut den Giftstoff ab. Die getrockneten Beeren wirken umgekehrt gegen Durchfall, ähnlich wie die Heidelbeeren. Pfarrer Kneipp setzte sie zu diesem Zweck bevorzugt ein.

Das *Holunder-Mus* wird kernfrei hergestellt. Dazu müssen die zum Kochen erhitzten Beeren durch ein feines Sieb gepreßt werden.

Auch ein *Holundersaft,* den man ebenfalls nur abgekocht genießen soll, da er roh schwer verträglich ist, ist sehr beliebt. Man verwendet Mus oder Saft in therapeutischen Dosen: 1 — 2 Eßlöffel zu den Mahlzeiten.

Die Anwendungsgebiete: mangelnde Widerstandskraft, Rheuma, Gicht, Bronchitis und grippale Infekte. Auch bei depressiven Verstimmungszuständen sollen gute Erfolge verzeichnet werden. Darüber hinaus gelten die Holunderbeeren als sehr verläßliche Rekonvaleszenzmitteln nach Krankheit und Erschöpfung.

Die *Holunderblüten* zählen zu den wildwachsenden Nahrungsmitteln. Ihr besonderer Heilwert: schweißtreibend, fiebersenkend, antirheumatisch; durch den Gehalt an Flavonoiden antiallergisch und widerstandskraftaufbereitend. Der Holundertee zählt zu den wirksamsten Grippe-Tees.

14. Johannisbeere

Die roten und die weißen Johannisbeeren haben von allen Beeren den höchsten Gehalt an Fruchtsäuren. Aus diesem Grund wirken sie verdauungsfördernd. Zugleich besitzen sie Pektine, welche Giftstoffe im Darm binden und auf diese Weise unschädlich machen. Der Pektingehalt ist so-

gar so hoch, daß man bei der Marmeladezubereitung auf Pektinzusätze als Geliermittel verzichten kann. Kernreiche rote oder weiße Johannisbeermarmelade ist ein gutes und unbedenkliches Mittel gegen Verstopfung. Die kleinen Kerne wirken dabei als Quellmittel, ähnlich wie Leinsamen.
Die schwarze Johannisbeere enthält Gerbsäure, die den etwas herben Geschmack bewirkt, und einen schwarzen Farbstoff, dem ähnliche Wirkungen zukommen wie den Farbstoffen von Heidelbeere und Rote Bete: er wirkt antibakteriell. Deshalb ist das Trinken von schwarzem Johannisbeersaft — im Wechsel mit rotem Bete- und Heidelbeersaft — jedem zu empfehlen, der zu Durchfällen neigt. Weitere Anzeigen für die schwarze Johannisbeere sind rheumatische Erkrankungen und die Gicht. Im Volksmund spricht man auch von Gichtbeeren.

15. Kirsche
Es gibt eine Kirschenkur nach Karl von Noorden: 1000 g Kirschen, verteilt über den Tag. Nach einiger Zeit lösen sich auch hartnäckige Verstopfungen. Die Früchte müssen allerdings gut gewaschen sein, um anhaftende Hefebazillen zu entfernen, denn sonst kommt es leicht zu unangenehmen Blähungen. Auch gegen Gicht und zur allgemeinen Kräftigung kann man die Kirschen einsetzen. Das gilt für alle Sorten von süßen und sauren Kirschen (Weichsel).

16. Kaki
Diese „Frucht“ (Kaki bedeutet Frucht) ist bei einem Zuckergehalt von bis 20% verhältnismäßig nahrhaft. In Asien wird sie bei Leber- und Nierenleiden verordnet.

17. Kiwi
Es gibt die kleinfrüchtige Sorte, auch chinesische Stachelbeere genannt, und die großfrüchtige, welche hauptsächlich aus Neuseeland eingeführt wird. Durch ihre Fruchtsäuren und durch das Quellvermögen ihrer eßbaren Kerne wirken beide Sorten mild verdauungsfördernd.

18. Mandarine
Enthält viel Fruchtsäuren und Faserstoffe, daher verdauungsfördernd.

19. Maulbeere
Enthält Fruchtsäuren, Gerbstoffe, Pektine und einen antibakteriell wirkenden Farbstoff. Wirkt verdauungsfördernd und gegen Darminfektionen.

20. Olive
Sie war für die Römer eine Frucht, deren regelmäßiger Verzehr langes Leben und Rüstigkeit verleiht. Unreif geerntete Früchte sind grün, reif geern-

tete schwarz. Letztere sind bei weitem gehaltvoller. Sie unterstützt die Leber bei ihrer Entgiftungsarbeit. In südlichen Ländern ist sie eines der meistgebrauchten Mittel gegen die Verstopfung. Auch eine Wirksamkeit gegen die Gicht und gegen die Zuckerkrankheit wird ihr nachgesagt. Zur Vorbeugung gegen diese Erkrankungen wird im Süden Brot mit vielen Oliven und Zwiebeln gegessen.

21. Orange
Hoher Gehalt an Fruchtsäuren, Pektinen und Rohfaser, daher wirksam bei Verstopfung. Durch Flavonoide Aufbereitung der körperlichen Widerstandskraft und leicht fiebersenkende Wirkung.

22. Pfirsich
Zählte im alten China zu den lebensverlängernden Früchten. Durch Fruchtsäuren und Rohfaser verdauungsfördernd. Die Kerne sind blausäurehältig und daher giftig.

23. Pflaume
Fruchtsäuren, Pektine und Rohfaser wirken verdauungsfördernd. Rohen Früchten haften Hefebazillen an, welche sich auch durch Waschen schwer entfernen lassen. Sie können bei empfindlichen Menschen starke Blähungen verursachen.
Die Volksmedizin empfiehlt Pflaumen bei Nieren- und Leberleiden, Arterienverkalkung, Gicht und Rheuma. In Armangnac oder Obstsaft eingelegte Pflaumen wirken wie ein mildes Abführmittel. Dieselben Anzeigen gelten für Reineclauden und Mirabellen.

24. Preiselbeere
Ihr Fruchtsäuregehalt ist so hoch, daß man sie roh kaum genießen kann, denn sie schmeckt zu säuerlich, durch Gerbstoffe zusätzlich auch herb. Um so mehr wirkt sie allgemein darmregulierend und getrocknet auch bei starken Durchfällen, ähnlich wie die mit ihr eng verwandte Heidelbeere. Man kaut getrocknete Preiselbeeren oder schwemmt sie in Wasser bzw. Rotwein auf.
Die Volksmedizin empfiehlt die Preiselbeere als besonderes Mittel bei Rheuma und Gicht.

25. Quitte
Nach der Form des Fruchtfleisches unterscheidet man Apfel- und Birnenquitten. Letztere besitzen wie die Birnen sogenannte Steinzellen, sind aber aromatischer. Bei Mundgeruch ist das Kauen von getrockneten Birnenquitten das beste Mittel — viel unaufdringlicher als etwa Pfefferminze, der Atem wird „lieblich“ durch die Quitte, wie Plutarch es beschreibt.

Rohe Quitten werden üblicherweise nicht gegessen; sie sind zu herb und hart. Man verwendet das Gelee, welches aus dem Saft gewonnen wird und das aus dem restlichen Fruchtfleisch zubereitete Quittenbrot. Der außergewöhnlich hohe Pektingehalt in Verbindung mit Fruchtsäuren und Gerbstoffen macht diese Zubereitungen zu einem hervorragenden Durchfallmittel.

26. Rosinen
sind getrocknete Weintrauben. Sie sind als kleinbeerige Korinthen, die keine Kerne enthalten, als großbeerige Sultaninen ohne Kerne und als großbeerige Traubenrosinen mit Kernen im Handel. Ihre Anzeigen sind die Verstopfung. Man achte darauf, daß man nur schwach geschwefeltes Material (unter 1 g schwefelige Säure pro 1000 g Rosinen) oder völlig ungeschwefeltes erhält.

27. Stachelbeere
Hoher Pektingehalt, Fruchtsäuren und die an Rohfaser reiche Schale machen die Stachelbeere zu einem hervorragenden Mittel gegen die Verstopfung. Die Kerne wirken zusätzlich durch ihr Quellvermögen.

28. Weintraube, Weinrebe
Die roten beziehungsweise blauen Weintrauben enthalten den antibakteriellen Farbstoff Oenin, ein Anthocyan wie in Roter Bete, Heidelbeere und schwarzer Johannisbeere. Dieser Farbstoff beugt Darminfektionen vor. Der hohe Gehalt an Fruchtsäuren, Pektinen und Rohfaser machen die Weintrauben zu einem guten Mittel gegen die Verstopfung. Traubensaftkuren zur Behandlung von Übergewicht, Bluthochdruck, Kreislaufschwäche, Hauterkrankungen und Gicht sind seit langem sehr beliebt. Besonders bekannt wurden die Meraner Traubenkuren (in Meran, Südtirol).
Bei Durchfällen hilft der Traubensaft, nicht nur wegen der Anthocyane gefärbter Trauben, sondern auch wegen seines Mineralienmusters: Verlorengegangenes wird schneller nachgeführt — und die Zuckerstoffe helfen die Mineralien unvermittelt in das Blut einzuschleusen.

29. Zitrone
Besonders hoher Gehalt an Fruchtsäuren — allein die Zitronensäure macht 7% der gesamten Zitrone aus —, deshalb der saure Geschmack. Hoher Gehalt auch an Pektinen. Die Volksmedizin verwendet die Zitrone bzw. ihren Saft gegen Rheuma und Gicht, aber auch gegen alle Formen von Venenleiden (Hämorrhoiden, Krampfadern, Venenentzündungen).

30. Zwetschke
Sie ist mit der Pflaume verwandt, hat aber das härtere Fruchtfleisch. Sie

dürfte eine Kreuzung aus dem Schwarzdorn und der Kirschpflaume sein; seit mindestens 3000 Jahren jedenfalls ist sie bekannt. Ihre Wirkungen entsprechen denen der Pflaume (verdauungsfördernd, nach der Volksmedizin auch bei Nierenleiden, Leberleiden, Arterienverkalkung, Gicht und Rheuma). Darüber hinaus gilt sie als allgemeines Kräftigungsmittel.

Der ernährungsphysiologische Wert von Gemüse und Obst

Man sollte in Ernährungsfragen nicht allzu eifrig tüfteln, allzu genau berechnen oder gesunde Menüs ausschließlich durch den Computer erstellen wollen. Das ist sicher richtig. Ebenso richtig ist es anderseits auch, daß in uns zivilisierten Menschen jener (fast) unfehlbare Instinkt verkümmert, zumindest aber verfälscht ist, mit dem sich das wilde Tier geradezu schlafwandlerisch durch seine eßbare Natur bewegt. Der auch im Menschen ursprünglich vorhanden gewesene Instinkt ist mithin ein kaum noch verläßlich einsetzbarer Maßstab.

Irgendeinen Leitfaden in Fragen Ernährung aber brauchen wir, denn ganz besonders in Überflußzeiten kann sich diese Instinktschwäche fatal auswirken. Um sie auszugleichen, sind also doch einige Berechnungen von Vorteil. Es ist daher ratsam, bei den Nahrungsmitteln auch mit wissenschaftlichen Daten zu arbeiten. Zumindest die wichtigsten Kriterien, nach denen man beurteilen kann, ob ein Nahrungsmittel einen hohen oder einen minderen *ernährungsphysiologischen Wert* hat, sollte man kennen. Auch die Vertrautheit mit besonderen, unter Umständen sogar einmaligen Stärken einer bestimmten Nahrungsmittelgruppe bringt Nutzen. Dann nämlich weiß man sie richtig einzusetzen — auch wenn es nur darum geht, Schwächen auf anderen Sektoren auszugleichen. Und gerade auf diesem Gebiet gewinnen die Gemüse-, Obst- und Beerensorten bzw. ihre Säfte ganz außergewöhnliche Bedeutung.

Alles, was uns nährt, bezeichnet man sinngemäß als Nährstoffe. Eine ihrer grundsätzlichen Unterteilungsmöglichkeiten ist die in energieliefernde und nicht-energieliefernde Nährstoffe:

a) *Die energieliefernden Nährstoffe* sind die Eiweißkörper, die Fette und die Kohlenhydrate. Ihr Energiewert wird in Kalorien oder, seit 1977, in Joules gemessen (1 Kalorie = 4,1858 Joules).

Nicht alle Eiweißkörper, Fette und Kohlenhydrate sind für unseren Körper als Nährstoff gleich wertvoll. Daraus ergibt sich — unter anderem (s. S 88) — der unterschiedliche ernährungsphysiologische Wert von Nahrungsmitteln. Dabei zeigt sich auch, daß die besten energieliefernden Nährstoffe nicht auf eine einzige Nahrungsmittelgruppe konzentriert sind, sondern daß sie (man ist versucht zu sagen: gerecht) verteilt sind: auf die verschiedenen pflanzlichen ebenso wie auf die verschiedenen tierischen Produkte. Die Miteinbeziehung aller Nahrungsmittelgruppen in die Planung der täglichen Ernährung ist also auch vom Standpunkt der bestmöglichen ernährungsphysiologischen Hochwertigkeit ratsam.

Auch die wasserreichen, zur Saftgewinnung geeigneten Gemüse-, Obst- und Beerensorten haben durchaus ernährungsphysiologische Spitzenwerte bei den energieliefernden Nährstoffen: bei den Kohlenhydraten ganz allgemein. Hier besitzen sie zusammen mit den Körnern die besten körpergerechten langkettigen Formen. Einzelne Gemüsesorten auch bei den Eiweißkörpern: Kohlsorten, Spinat, Brennesselblatt und die viel zu wenig gebrauchten Blätter verschiedener Rüben haben ein bemerkenswert günstiges Muster an vom Menschen besonders benötigten Eiweiß-Grundbausteinen. Darüber hinaus gibt es Spezial-Eiweißbausteine wie die bereits beschriebenen MMSB (Kohl, Seite 13) oder Betain (Beta-Rüben, siehe Seite 14).

b) *Die nicht energieliefernden Nährstoffe,* wie Spurenelemente, Mineralien und Vitamine, sind ebenso wichtig wie die energieliefernden. Wenn jene fehlen, dann verhungert man; wenn diese fehlen oder zuwenig vorhanden sind, dann wird man krank und stirbt schließlich auch, selbst wenn man sich an Eiweißkörpern, Fetten und Kohlenhydraten satt essen könnte. Die nicht energieliefernden Nährstoffe sind in den wasserreichen Gemüsesorten und auch in Obst und Beeren sowie in Pilzen am besten und rationellsten vertreten.

Jedes Nahrungsmittel bringt beide Formen an Nährstoffen mit, energieliefernde und nicht energieliefernde. Nun sollen die nicht energieliefernden, wie das Kalium, der Phosphor oder das Vitamin B_1, zumindest in der Menge in einem Nahrungsmittel vorhanden sein, daß die energieliefernden auch umgearbeitet werden können — die Kohlenhydrate zum Beispiel. Wer ein Haus bauen will, braucht ja auch ausreichend Mörtel, um seine Ziegel setzen zu können. Zum guten Teil also hängt der ernährungsphysiologische Wert eines Nahrungsmittels vom Verhältnis seiner prinzipiellen Inhaltsgruppen zueinander ab.

Nicht energieliefernde Nährstoffe	*Energieliefernde Nährstoffe*
Mineralien	Fette
Spurenelemente	Eiweißkörper
Vitamine	Kohlenhydrate
= „Zusatznährstoffe“	= „Kalorienträger“

Ein gut ausgewogenes Verhältnis kann ein Nahrungsmittel zu einem *Grundnahrungsmittel* machen: wie der Mais es für die Maya, Inka und Azteken war, der Weizen im Zweistromland und in Ägypten, der Reis für den fernen Osten. Diese Körner haben ganze Epochen in der Menschheitsgeschichte mit ermöglicht.

Für uns „Wirbeltiere mit mittellangem Darm“ sind sie, weil konzentriert genug, gerade richtig und als Basis der Ernährung besonders geeignet. Aus dem gleichen Grund aber besitzen sie keine freizügig zu vergebenden Überschüsse an nicht energieliefernden Nährstoffen, also an Mineralien, Spurenelementen und Vitaminen. So hochwertig die Körner sind, so anfällig sind sie gegenüber Veränderungen ihres Vollwertes und sollten daher nicht manipuliert werden. Sonst kann sich der Vorteil eines Grundnahrungsmittels allzu schnell in einen Nachteil verkehren - wie bei der Pellagra-Epidemie um 1920 in Rumänien, Bulgarien, Bessarabien und Italien.

Durch Hybridzüchtung war der (für die Azteken noch hochwertige) Mais minderwertig geworden und forderte, weil als Grundnahrungsmittel weiterhin beibehalten,-zigtausend Menschenleben. Oder die Beri-Beri-Epidemie in Ostasien, welche Hunderttausende an Opfern forderte, nur weil man den Reis, das Grundnahrungsmittel der Chinesen, Indonesier und Japaner, veränderte, polierte. Wenn man das Vollkorn verändert, dann können zumindest bei jenen Menschen, die sich (meist aus Armut) einseitig ernähren, katastrophale Schäden auftreten. Beim Weizen ist der relative Verlust an nicht energieliefernden Nährstoffen — durch Verfeinerungsmethoden — in gleicher Weise alarmierend. Bei Weißbrot mit einem Ausmahlgrad von 75% (Vollkorn 98%) gehen ursprüngliche Stärken des Korns verloren: 60% des Phosphors, 70% des Vitamin B_1 und 90% des Mangans — beim Weißbrot muß man nun dort ergänzen, wo das Vollkorn Überschüsse hatte. Keine Frage also: Die Zerteilung des Korns ist,ernährungsphysiologisch gesehen, ein grober Fehler.

Die sicherste Art also, sich gesund zu ernähren, wenn man das Korn als Grundnahrungsmittel einsetzt, ist die Nutzung des Vollkorns. Das steht außer Frage. In diesem Zusammenhang aber ist nun doch eine Entdekkung, die als erster der japanische Militärarzt M. Takaki im Jahre 1882 machte, von Interesse: Takaki brachte die Beri-Beri-Symptome bei Soldaten der japanischen Marine zum Verschwinden, indem er die vorwiegend aus poliertem Reis bestehende Kost durch größere Mengen Gemüse ergänzte. Damit war der hohe Ergänzungswert der einfachen, wasserhältigen Gemüsesorten erstmals wissenschaftlich unter Beweis gestellt. Daß die eigentliche Ursache der Beri-Beri-Erkrankung im Fehlen der beim Polieren verlorengehenden Silberhaut des Reiskorns liegt, erkannte der Wissenschafter Eijkmann erst sieben Jahre später; die Beri-Beri-Erkrankung wurde als Vitamin B_1-Mangelschaden entlarvt. Man erkennt den Zusammenhang, wenn man in der Tabelle den Vitamin B_1-Unterschied zwischen Vollreis und poliertem Reis betrachtet. Ein Verlust von fast 90%!

Ein konzentriertes Nahrungsmittel wie der Vollreis ist sehr ausgewogen — Mörtel und Ziegel sind bestmöglich aufeinander abgestimmt — wie in einem besonders gut und rationell gepackten Rucksack. Und genau das ist der Hauptgrund, wieso Veränderungen am Korn, welche seinen Vollwert

mindern, dessen ernährungsphysiologischen Wert schlagartig ändern, sogar in einen Unwert verkehren können. Plötzlich bringt das Korn viel zu wenig Mörtel mit. Das ist dann der Begriff der „leeren Kalorie". Ein solches Nahrungsmittel zehrt am Körper, denn von irgendwoher muß der benötigte „Mörtel" ja doch kommen — und wenn es aus den Deponien des Knochens oder der Zähne ist. Was man einmal gegessen hat, das *muß* der Körper verarbeiten. Auch den polierten Reis, das Weißbrot oder die Spaghetti von feinem Mehltyp 405 (Weizen*voll*mehl: Typ 1700) oder den weißen raffinierten Zucker. Dieser ist ja wirklich nur mehr eine blanke Ziegelladung. Man sieht in der Tabelle auch den hohen Ergänzungswert der einfachen, wasserreichen Gemüse-, Obst- und Beerensorten bzw. ihrer Säfte an Hand einiger repräsentativer Beispiele. Man darf freilich nicht glauben, daß alle Ernährungsschäden, die durch Vollwertminderung des Korns bedingt sind, sich so ohne weiteres abfangen lassen. Eine gewisse Sicherheit gibt der vermehrte Gebrauch der bei uns so vernachlässigten einfachen Gemüse-, Obst- und Beerensorten aber doch, und wenn der Erfolg nur darin besteht, daß man das Schlimmste verhindert — wie bei den Marinesoldaten von Dr. Takaki.
Vollkorn plus viel Gemüse, Obst und Beeren (plus richtigem Einsatz der übrigen Nahrungsmittelgruppen) schafft natürlich die besten ernährungsphysiologischen Bedingungen und liefert somit die meiste Kraft.

Als Vergleichsbasis wurde in der Tabelle der Energiewert benutzt. Man muß nämlich den Gehalt eines Nahrungsmittels an nicht energieliefernden Nährstoffen ins Verhältnis zu seinem Kaloriengehalt bringen, und nicht, wie üblich, zur Grammenge; nur so erhält man ein aussagekräftiges Bild — man erhält auf diese Weise die *Dichte* eines bestimmten Nährstoffes in

---

Aus dieser Tabelle sind ersichtlich

1. die Verluste an nicht energieliefernden Nährstoffen, die beim Polieren des Reiskorns auftreten. Durch diese Verluste ist ernährungsphysiologisch gesehen polierter Reis ein minderwertiges Nahrungsmittel. Die nicht energieliefernden Nährstoffe reichen nicht mehr aus, um die mitgebrachten Kalorien umzusetzen. Eine Ernährungsbasis, die allein auf poliertem Reis beruht, ist gefährlich, und es sind auch schon viele Menschen daran gestorben, obwohl sie sich daran satt essen konnten.

2. Die Verluste werden durch die Gemüse-, Obst- und Beerensorten weitgehend abgegolten. Sie nämlich bringen die nicht energieliefernden Nährstoffe im Überfluß, mehr als zur Verwertung der eigenen Kalorien nötig ist. Deshalb können sie ausgleichen. Gemüse, Obst und Beeren, auch Pilze und Gewürze, stellen jene große Nahrungsmittelgruppe dar, welche Fehler auf anderen Gebieten ausgleichen können. Das hat schon der japanische Marinearzt Takaki vor 100 Jahren festgestellt. Und deshalb sind die passionierten südeuropäischen und südamerikanischen Weißbrotesser nach mehr als zehn Generationen nicht degeneriert. Die wasserreichen Nahrungsmittel machen es wieder gut. Und die Milchprodukte, welche ebenfalls in der selben Richtung wirken — Abdeckung von gegebenen oder möglichen Ernährungsfehlern auf anderen Sektoren.

Die Dichte an nicht energieliefernden Nährstoffen

100 Kalorien enthalten	Vollkorn-Reis	Polierter Reis	Grünkohl	Kohlrübe	Tomate	Gurke	Kirsche	Himbeere
g Fette	0,5	0,1	1	0,5	1	0,7	0,7	0,8
g Eiweiß	2,1	1,8	11	3	5,1	6,2	2,2	2
g Kohlenhydrate	20,5	21,7	12	20	17	17	21	21
mg Natrium	2,5	1,6	190	30	15	40	4	5
mg Kalium	42	29	1100	1180	1230	1100	450	340
mg Calcium	9	6	480	138	60	190	30	90
mg Magnesium	33	7,5	100	145	50	70	25	35
mg Mangan	0,5	0,3	1,3	0,3	0,9	1,2	0,1	0,9
mg Eisen	0,5	0,2	5,7	1,5	2,8	8,5	0,9	1,8
mg Kupfer	0,1	0,03	0,25	0,2	0,45	0,5	0,15	0,25
mg Zink	0,4	0,04	0,5	0,5	0,3	1,0	0,3	0,3
mg Phosphor	61	25	200	150	130	210	35	40
I. E. Vit A	0	0	23200	1280	4200	2300	1700	260
mg Vit B_1	0,08	0,01	0,4	0,2	0,3	0,3	0,1	0,06
mg Vit B_2	0,01	0,005	0,7	0,15	0,2	0,4	0,1	0,15
mg Vit B_3	1,3	0,4	5,2	2,4	2,7	1,5	0,6	1,6
mg Vit B_6	0,1	0,04	5	0,2	0,5	0,3	0,1	0,15
ng freie Folsäure	0,2	0,07	65	60	20	80	10	5
mg Vit C	0	0	300	100	120	60	20	45
mg Vit E	0,1	0,015	21	0,5	1,3	0,8	0,2	0,5
Gramm Ware	27	27	260	250	420	730	170	180

(4*)

dem Nahrungsmittel. Und bei uns sind hier, man darf ruhig sagen: glücklicherweise meist die nicht energieliefernden Nährstoffe von größerer Bedeutung. In Hungergebieten denkt man anders. Bei uns müssen viele, wollen sie sich optimal entnähren, auch darüber nachdenken: Wieviel Kalorien *muß* ich essen, um eine bestimmte notwendige Menge an Kalium, Magnesium oder Vitamin B_1 in den Körper zu bekommen? Und: Wieviel von den mitgebrachten nicht energieliefernden Zusatznährstoffen eines Nahrungsmittels werden für die Umsetzung seiner eigenen Kalorien benötigt, und wieviel bleibt über, um bei Bedarf woanders in die Schlacht geworfen zu werden? Eine geradezu strategische Frage, aber eine, die sich auf dem komplexen Gebiet ernährungsphysiologischer Überlegungen als äußerst fruchtbar erweist — schließlich geht es darum, daß jene Reserven, die auch strukturbildend sind, *nicht* angegriffen werden müssen, damit wir auch im hohen Alter noch feste Knochen haben.

Die Bedeutung der nicht energieliefernden Nährstoffe

Die nicht energieliefernden Nährstoffe, welche in den wasserreichen Gemüse-, Obst-, Beerensorten und ihren Säften so überreichlich vorkommen, werden gewöhnlich eingeteilt in *Mineralstoffe, Spurenelemente* und *Vitamine.* Sie alle sind lebenswichtig für die Funktionen unseres Körpers und Voraussetzung für eine ungetrübte physische und psychische Spannkraft. Wenn sie fehlen, treten Mangelerscheinungen auf. Deren allgemeine Symptome entsprechen dem Verlust der Fitneß schlechthin: es mangelt spürbar an persönlicher Initiative, an grober Kraft wie an Schnellkraft und an Durchstehvermögen. Die gesamte körperliche, psychische und intellektuelle Leistungsbreite ist eingeschränkt. Je nach Art des fehlenden Nährstoffes treten zusätzlich besondere Symptome auf. Exakte Bilder von Störungen durch den Mangel eines einzelnen nicht energieliefernden Nährstoffes sind allerdings selten, da das isolierte Fehlen von Einzelstoffen nur unter besonderen Bedingungen zustande kommt — beim Chlor-Mangel durch unstillbares Erbrechen zum Beispiel oder beim Kalium-Mangel durch chronischen Gebrauch von Abführmitteln.

Kombinierte Nährstoffmängel durch Fehlernährung aber — ihnen in erster Linie gilt unser Interesse — sind weiter verbreitet, als man annehmen möchte, auch (oder gerade) in den Wohlstandsstaaten. Ein dafür typisches Beispiel: in Kanada untersuchte man im Rahmen einer zweijährigen Studie (1971/1972) den Nährstoffgehalt der dort üblichen Kost. Eines der Ergebnisse: 45% aller Frauen im Alter zwischen 20 und 39 Jahren hatten zu wenig Vitamin A in ihrer täglichen Ernährung, 48% zu wenig Vitamin B_1,

41 % zu wenig Vitamin B_2 und 21 % zu wenig Vitamin C. Das in einer qualitativ wie quantitativ scheinbar völlig ausreichenden Kost. Viele der Kanadierinnen ernährten sich sogar ausgesprochen kostspielig — „wohlstandsbewußt" —, und trotzdem diese Mängel. Selbst wenn man nur die genannten Vitamine in Rechnung zieht, dann lebten 1971/1972 mindestens 50 % der Kanadierinnen mit schlechteren Augen, schlechteren Nerven, trockenerer Haut und häufigeren Infektionen, als nötig gewesen wäre. Nun liegen ähnliche Berichte von praktisch allen Wohlstandsstaaten vor, in denen die WHO oder nationale Komitees diesbezüglich untersucht haben. Wohlstandsernährung scheint nun einmal allzu schnell in Fehlernährung auszuarten. Einem Zuviel an energieliefernden Nährstoffen steht bald ein Zuwenig an nicht energieliefernden Nährstoffen gegenüber. Wobei die Hauptverursacher fraglos die Veredelungsmethoden und die überzüchteten Zubereitungsformen sind. Die *energieliefernden Nährstoffe* — Eiweiß, Kohlenhydrate und Fette — werden dabei nur qualitativ entwertet; die Kalorie selbst nämlich (das Quantitative) kann man nicht vernichten. Die bleibt erhalten, und man muß sie mitessen, auch wenn man ungesättigte Fettsäuren zu gehärteten Fetten erhitzt oder aus dem Vollkorn Weißmehl macht. Die *nicht energieliefernden Nährstoffe* aber werden im Verlauf der Veredelungs- und Kochprozesse beseitigt, qualitativ und auch quantitativ — ob beim Marinieren von Nahrungsmitteln (Vitamin B_{12}), beim Versetzen mit Bikarbonat (Vitamine B_1, B_2, B_5, C) oder auch nur beim Auswaschen durch Kochen (Mineralstoffe und Spurenelemente). So kann es im Überfluß zu Mängeln kommen.

Man wird die Wohlstandsgewohnheiten in Sachen Ernährung in vielen Punkten überdenken müssen. Das einfachste Rezept zur *Wiederauffüllung* mit nicht energieliefernden Nährstoffen jedenfalls ist der Gebrauch von Säften; von Gemüsen, Obst und Beeren. Im Vergleich zur üblichen Wohlstandskost sind bei ihnen die Verhältnisse umgekehrt: viel nicht energieliefernde Nährstoffe bei wenig energieliefernden. Man braucht keine großen Mengen: ein Viertelliter täglich, und 80 % der Mängel bei den Kanadierinnen wären abgedeckt gewesen. Natürlich ergänzen auch sie nicht in allen Punkten; soviel aber bringen sie dem Körper, daß man für's erste, wie man sagt, „aus dem Schneider" ist. Zugleich kann man das Problem einer im persönlichen Fall gesunden Ernährung immer noch grundsätzlich angehen.

Betrachten wir die in den Gemüsen (Obst, Beeren) und ihren Säften besonders stark vertretenen, nicht energieliefernden Nährstoffe nun im einzelnen:

Die Mineralstoffe

Mineralstoffe oder Mineralien sind Elemente, von denen der Körper relativ große Dosen täglich benötigt — Grammdosen. Zur Unterscheidung von den *Spuren*elementen, welche der Körper nur in 1/1000 Grammdosen und weniger benötigt, hat man die Mineralstoffe auch *Mengen*elemente genannt. Ganz hat sich der Begriff aber nicht durchgesetzt. Sechs der Mineralstoffe sind essentiell, das ist die Bezeichnung für „unentbehrlich". Sie *müssen* mit der Nahrung zugeführt werden: Natrium, Kalium, Calcium, Magnesium, Phosphor und Chlor.

Natrium und das *Chlor* haben insofern eine Sonderstellung, da sie als Natriumchlorid unser Kochsalz darstellen. Die Mengen, die man täglich benötigt, werden durch das gewohnheitsmäßige Salzen der Speisen meist deutlich überzogen. Außerdem wird Salz, da es Wasser entzieht und dadurch Keime abtötet, vielen Nahrungsmitteln als Konservierungsstoff zugesetzt. Ein Mensch, der nicht stark schwitzt — ein Büroangestellter in unseren mittleren Breiten —, hat seinen wirklichen Bedarf bereits mit 3 g Salz täglich großzügig gedeckt. 3 g Kochsalz enthalten 1,2 g Natrium und 1,8 g Chlor, das entspricht dem 4:6 Gewichtsverhältnis der beiden Atome. Die übliche europäische und amerikanische Wohlstandskost aber enthält zwischen 6 g und 18 g Kochsalz täglich, in Nordjapan sogar ca. 30 g. Die „Deutsche Gesellschaft für Ernährung" empfiehlt, eine Menge von 10 g Kochsalz im Tag nicht zu überschreiten. Salz als Gewürz und als Konservierungsstoff zusammengerechnet. Man riskiert, wenn man diese Menge chronisch unnotwendig überzieht, die Gefahr des Bluthochdruckes. Bei sehr starkem Schwitzen allerdings muß man für zusätzlichen Ersatz sorgen. Ein Liter Schweiß enthält im Durchschnitt 1,5 g Natrium. Das entspricht 3,75 g Kochsalz, 60 g Salzhering, 300 g kräftig gesalzener Wurst- oder Käsesorten und 600 g Brot, aber erst ca 1500 g Sellerie, der Gemüsesorte mit dem noch höchsten Natriumgehalt. Dementsprechend sind auch die Gemüsesäfte natriumarm bis praktisch natriumfrei, außer natürlich, sie sind nachgesalzen. Zum Vergleich: 1 Liter ungesalzener Tomatensaft enthält 0,03 g Natrium, 1 Liter „leicht gesalzener" Tomatensaft 1,3 g und 1 Liter Tomaten-Ketchup über 10 g.
Während das Natrium Wasser im Körper zurückhält und dafür sorgt, daß wir nicht „ausrinnen", hat das *Kalium* in dieser Hinsicht gegenteilige Wirkung: wenn man größere Mengen davon zuführt, wird der Harnfluß angeregt, und binnen 24 Stunden sind Kaliumüberschüsse wieder ausgeschieden. Bei dieser vermehrten Harnflut werden Schlacken mit ausgeschwemmt. Deshalb eignen sich Gemüse- und Gemüsesaft-, aber auch

Obst- und Beerensaftkuren so gut für die Entschlackung. Ihre Basen lösen und binden die Schlacken nicht nur, der in Gemüse, Obst und Beeren überlegene Kaliumgehalt sorgt auch für deren Entfernung.

Eine weitere wichtige Funktion des Kaliums ist die Aufrechterhaltung des Transportwesens zwischen und innerhalb der Zellen. Es hilft, die verschiedenen Nährstoffe hin und her zu verschieben. Kaliummangelzustände sind gar nicht so selten. Die häufigste Ursache ist die übertriebene Verwendung von Abführ- und Entwässerungsmitteln. Eine chronische Form ist bei der einseitigen Kohlenhydratkost bekannt geworden, z.B. bei der extremen Makrobiotik. Auch im Streßzustand kommt es, auf Grund erhöhter Nebennierenhormonbildung, zum gesteigerten Kaliumverlust und dadurch eventuell zum Mangel. In Streßphasen also braucht man größere Mengen. Die Symptome des Kaliummangels: Muskelschwäche, Schwindel, Kollaps, Appetitlosigkeit bei gleichzeitigem Durst, herabgesetzte Darmbewegung mit Verstopfung, Herzrhythmusstörungen. Bei der Herzstromableitung (EKG) kann man einen bestehenden Kaliummangel deutlich nachweisen.

Reich an Kalium sind alle Gemüse-, Obst- und Beerensorten. Die Säfte enthalten zwischen 1 g Kalium im Liter bei Beeren und 7 g bei Blattgemüsen. Obst-, Fruchtgemüse-, Wurzel- und Rübensäfte liegen in der Mitte. Die empfohlene Tagesdosis für Kalium beträgt 2 — 3 g.

Ein wichtiger Mineralstoff ist auch das *Calcium*. Es ist von größter Bedeutung für den Aufbau und die Erhaltung von Knochen und Zähnen. Deshalb sind besonders Kinder und Jugendliche gegen Calciummangel empfindlich, aber auch ältere Menschen, bei denen der Abbau verstärkt beginnt — nach dem Wechsel. Man neigt dann zur „negativen Calciumbilanz“, das heißt, der Körper kann nicht mehr so gut wie früher auf Sparflamme gehen; wenn er weniger Calcium mit der Nahrung bekommt, scheidet er trotzdem viel aus. Man müßte also zumindest jene Menge täglich nachführen, die der ältere Körper verliert, weil er sie nicht halten kann. Das ist etwa 1 Gramm. Gar nicht soviel, wenn man bedenkt, daß der Körper eines Erwachsenen in den besten Jahren 1500 Gramm davon laufend gespeichert hat. Damit die Knochen nicht schwinden, sollte man auch im Alter diesen Wert annähernd halten.
Außer dieser Struktur- und Stützfunktion hat das Calcium weitere Aufgaben. So ist es an der Gerinnung des Blutes beteiligt und ein wichtiger Faktor für die Leitfähigkeit unserer Nerven. Deshalb ist eine der ersten Zeichen des Calciummangels das Zucken von Muskeln. Und auch einer Depression sehr ähnliche Erscheinungen können auftreten. Ähnlich dem

Kalium ist der Calciumbedarf beim Streßzustand erhöht, wie neuere Untersuchungen bei Astronauten ergeben haben. Die besten Quellen: Milch und Milchprodukte mit ihrem besonders gut verwertbaren Calcium, Kohlsorten, Rüben, Wurzeln, Blattgemüse, Zwiebeln. Den höchsten Wert überhaupt haben die Sprotten — mit ihrem Rückgrat 1 g in 100 Kalorien = 60 g Sprotten. Dann aber folgt schon der Grünkohl: 1/2 g in 100 Kalorien = 1/4 Liter Saft.

Ein weiterer wichtiger Mineralstoff ist das *Magnesium*. Die Mangelsymptome sind ähnlich denen des Calciummangels: Muskelzuckungen und -krämpfe, depressive Verstimmung und Müdigkeit. Das Magnesium beeinflußt auch die Blutgerinnung, und zwar im Sinne eines Thrombose-Schutzes. Deshalb, und weil das Magnesium auch die allgemeine Sauerstoffausnutzung verbessert, sollte vor allem der ältere Mensch hier nicht unterversorgt sein. Bei einer einigermaßen vernünftigen Ernährung ist der notwendige Bedarf von 1/3 g pro Tag auch gedeckt. Wer jedoch vorwiegend Feinmehlprodukte und Süßigkeiten ißt, zudem fettreich — was die Magnesium-Aufnahme im Darm behindert — und zugleich zu wenig grüne Gemüsesorten, der kann schon in den Mangel schlittern. Nach Schätzungen soll es jeden zehnten von uns treffen. Die besten Quellen: An sich enthalten alle vollwertigen Nahrungsmittel brauchbare Magnesiummengen. Besonders stark sind die grünen Pflanzen, denn das Magnesium ist ein zentraler Bestandteil des Blattgrüns. Gemessen an den mitgebrachten Kalorien, gibt es hier Spitzenwerte: Spinat 250 mg Magnesium pro 100 Kalorien, Kohlsorten über 100 mg. Sehr stark auch die Weizenkeime, welche ja überhaupt ein besonderes Nahrungsmittel darstellen — konzentriert und gehaltvoll (pro Kalorie) zugleich.

Phosphor schließlich ist jener Mineralstoff, der nach dem Calcium am häufigsten im Körper vorkommt. 750 Gramm etwa ist in jedem Erwachsenen davon enthalten. Hauptsächlich in Form von Apatit = phosphorsaurer Kalk, als Grundsubstanz unserer Knochen. Die Mangelerscheinungen sind bei Kindern dementsprechend Wachstumsstörungen, bei älteren Menschen Gewichtsverluste — durch Verlustigwerden der Knochensubstanz: Leichtwerden der Knochen. Das berühmte Lecken von Kindern und auch Haustieren an der gekalkten Wand ist häufiger noch durch Phosphorhunger als durch Calciumhunger hervorgerufen.
Die besten Quellen: tierische Produkte, insbesondere Milchprodukte. Hülsenfrüchte, Nüsse. Bei den saftbildenden Pflanzen sind die Artischocke, der Grünkohl, die Sellerie, die Gurken, der Weißkohl, die Tomaten und

MINERALSTOFF	BEDEUTUNG	MANGELZEICHEN	QUELLEN
KALIUM	Aufrechterhaltung der Flüssigkeitsbilanz. Transport der Nährstoffe. Muskel- und Nerventätigkeit. Entwässernde Wirkung, dadurch Giftausscheidung.	Muskelschwäche, Schwindel, Kollaps, Appetitlosigkeit aber Durst. Darmträgheit und Verstopfung. Herzrhythmusstörungen. Blutdrucksenkung, Kopfschmerzen	Alle wasserreichen pflanzlichen Produkte: Gemüsefrüchte, Blattgemüse, Sprossen, Rüben, Wurzeln, Zwiebeln, Kohlsorten, Kartoffeln, Hülsenfrüchte. Alle Obstsorten, Beerenfrüchte, Südfrüchte und Pilze.
CALCIUM	Auf- und Umbau von Knochen und Zähnen. Leitfähigkeit der Nerven. Funktionstüchtigkeit der Muskulatur. Blutgerinnung. Infektschutz. Streßbewältigung	Muskelzuckungen, depressives Zustandsbild. Rachitis bei Kindern, Osteoporose beim älteren Menschen. Zahnschäden. Störung der Blutgerinnung.	Milch und Milchprodukte. Kohlsorten, Rüben, Wurzeln, Blattgemüse, Zwiebeln. Nüsse, Schalentiere, Kleinfische. Schwarze Johannisbeere, Orange, Himbeere
MAGNESIUM	Aktiviert körpereigene Enzyme. Thromboseschutz. Verbesserung der Sauerstoffausnützung. Beteiligt an der Regulation der Körpertemperatur.	Muskelzuckungen und -krämpfe. Depressive Zustände. Schwindel, Kopfdruck und Konzentrationsschwäche. Herzjagen und Herzkrämpfe. Taubheitsgefühl in Händen und im Gesicht	Blattgemüse, Hülsenfrüchte, Nüsse, Getreide. Feigen, Kastanien, Rosinen, Datteln, Aprikosen.
PHOSPHOR	Mit Calcium für Auf- und Umbau von Knochen und der Zähne verantwortlich. Verwertung von Fetten und Fettsäuren. Energiestoffwechsel des Muskels.	Muskelschwäche, Müdigkeit, Depressionen. Abnormales Appetitverhalten — Begierde nach Kreide, Ton und Kalk. Störungen in der Bildung und der Erhaltung von Zähnen und Knochen.	Fleisch, Fisch, Eier, Milchprodukte. Artischocke, Grünkohl, Gurken, Tomaten, Sellerie, Möhren/Karotten, Weißkohl, Hülsenfrüchte. Weizenkeime, Körner, Algen, Hefe. Aprikosen, Holunderbeeren

die Möhren/Karotten im Vorderfeld. Wie beim Magnesium sind auch beim Phosphor die Weizenkeime besonders erwähnenswert. Mit 1/3 g pro 100 Kalorien werden sie nur noch von den Algen, der Bier- bzw. der Torulahefe und den bereits beim Calcium erwähnten Sprotten übertroffen. Die empfohlene Tagesdosis: 1 g.

Die Spurenelemente

Die im vorhergehenden Kapitel beschriebenen Mineralstoffe Natrium, Kalium, Calcium, Magnesium, Phosphor und Chlor benötigen wir in relativ großen Mengen — ein Drittel Gramm und mehr im Tag. Deshalb bezeichnet man sie auch als *Mengen*elemente. Die *Spuren*elemente dagegen haben ihren Namen daher, daß man sie nur in winzigen Dosen täglich braucht. Gemessen an der Größe unseres Körpers sind es wirklich nur Spuren: von einem fünfzigstel Gramm — wie beim Silizium — bis zum zehntausendstel Gramm — wie beim Jod oder beim Chrom

Wir kennen heute 14 Spurenelemente, die dem Körper mit der Nahrung oder dem Trinkwasser regelmäßig zugeführt werden müssen: Silizium, Eisen, Kupfer, Mangan, Zink, Kobalt, Chrom, Molybdän, Nickel, Zinn, Selen, Vanadium, Fluor und Jod. Es gibt noch eine Reihe von weiteren Elementen, die in unserem Körper in Spuren vorkommen — die Edelmetalle Platin, Gold und Silber, die Edelgase, weiters Aluminium, Barium, Beryllium, Brom, Caesium, Lithium, Rubidium, Strontium, Tellur und Titan. Bei ihnen aber weiß man zur Zeit noch nicht, ob es sich nur um eine Art von Verunreinigung handelt, oder ob auch sie eine wichtige Funktion in den biologischen Regelsystemen unseres Körpers einnehmen. Bei manchen von ihnen könnte man es fast als wahrscheinlich annehmen, wie beim Lithium, beim Rubidium und beim Strontium. Immerhin fällt auf, daß eine unserer grundsätzlichen Nahrungsmittelgruppen, die Rüben, diese seltenen Elemente beachtlich in sich einspeichern. Die Erforschung der biologisch wirksamen Elemente ist im Fluß und wird noch einiges an aufschlußreichen Ergebnissen bringen.

Die Bedeutung der Spurenelemente für unseren Organismus ist umfassend und betrifft alle Lebensfunktionen. Zum Teil haben sie auch Bausteincharakter, wie das Silizium, welches ganz bestimmte Verstrebungen zwischen Eiweißmolekülen bildet und auf diese Weise für das richtige Verhältnis zwischen Festigkeit und Dehnbarkeit von Bindegeweben sorgt, was von großer Bedeutung unter anderem für die richtige Elastizität unserer Blutgefäße ist. Bei Silizium-Mangel werden die Gefäße vorzeitig starr — deshalb wird besonders dem älter werdenden Menschen die Orientierung sei-

ner Ernährung auch auf siliziumreiche Nahrungsmittel empfohlen. Oder das Eisen: Es ist sowohl wichtiger Funktionsteil als auch Gerüstbildner des roten Blutfarbstoffes. Deshalb führt der Mangel zur Blutarmut.
Zu nicht ganz 8 1/2 Gramm „besteht" unser Körper aus den Spurenelementen — zu etwas mehr als dem Zehntausendstel des Gesamtgewichtes eines durchschnittlichen Erwachsenen also. Dabei machen das Eisen, das Zink und das Silizium allein acht Gramm aus, während die restlichen elf zusammen auf kaum mehr als 1/4 Gramm kommen. Das ist der *Bestand* unseres Körpers an Spurenelementen. Der tägliche *Bedarf* ist um vieles geringer. Dieser entspricht dem *Verschleiß,* welchen man allerdings noch mit einem Wert multiplizieren muß, der der *Umsetzbarkeit* des Spurenelementes aus der *gewählten Nahrungsform* entspricht. Erklären wir es am Beispiel Eisen:

Bestand unseres Körpers: 5 g
Verschleiß im Tagesdurchschnitt: Männer 1 mg (tausendstel Gramm), Frauen 2 mg.
Bedarf im Tagesdurchschnitt: Männer 10 mg, Frauen 20 mg, weil die *Umsetzbarkeit* des Eisens bei der Nahrungsform „gemischte Kost" unter Normalbedingungen 10% beträgt. Bei anderen Nahrungsformen ist die Umsetzbarkeit anders. Reine Vegetarier z.B. brauchen doppelt so große Eisenmengen in ihrer Nahrung, weil sich das Eisen aus reiner Pflanzenkost nur zu etwa 5% ausnutzen läßt, und bei anderen Spurenelementen ist es wieder anders.... Mit einfachen Milchmädchenrechnungen auf der Basis von Ernährungstabellen jedenfalls kommt man hier nicht aus. Es ist das Schicksal schon so manchen laienhaften Ernährungsapostels gewesen, daß er in Unkenntnis der verschiedenen Randbedingungen eins und eins zusammengezählt, zwei erhalten und trotzdem eine Irrlehre aufgestellt hat.

Die meisten Spurenelemente sind in den Gemüsesorten und ihren Säften, dann in Obst und Beeren, ausgesprochen rationell vertreten. Man muß nur wenig an Kalorien mitverzehren, um die für einen Tag ausreichenden Mengen in den Körper zu bekommen. Es gibt aber auch Spurenelemente, die in den Gemüsesorten mangelhaft vertreten oder nur schwer herauszulösen sind: das Kobalt, das Zink und das erwähnte Eisen. Sie sind die Domäne der tierischen Produkte. Andere Spurenelemente wieder sind in sehr schwankender Konzentration in den Gemüsen vertreten, je nach Gehalt des Bodens, auf dem die Pflanzen wachsen. So kann sich der Selengehalt in Kartoffeln zwischen 0,6 und 103, in Möhren/Karotten zwischen 2 und 130 Mikrogramm bewegen — in einem Fall ist der Bedarf mit Hilfe dieser Gemüse bei weitem nicht, im anderen überreichlich gedeckt. Viel verläßli-

Spurenelement und durchschnittlicher Tagesbedarf des Erwachsenen	Bedeutung für den Körper	Mangelsymptome	Quellen
Silizium 20 mg	Wachstum von Haaren und Fingernägeln. Elastizität von Binde- und Stützgewebe. Allgemeine Widerstandskraft.	Haarausfall, brüchige Nägel, Verlust der Gewebselastizität. Zahnschäden. Widerstandsschwäche. Verstärkte Akne.	Hafer, Hirse und andere Vollkörner. Kartoffeln, Topinambur. Bambus. Die Rippen von Blattgemüsen. Kohlrüben, Möhren/Karotten, Runkelrüben. Besonders stark sind die Schachtelhalme, die Wegeriche und manche Knöterichgewächse.
Eisen Männer: 10 mg Frauen: 20 mg	Bau- und Funktionsteil des Blut- und Muskelfarbstoffes. Bestandteil von Enzymen.	Brüchiges Haar, Hohlnägelbildung. Brennen in Mund und Rachen, Schluckbeschwerden. Rissige Haut. Energieverlust. Eisenmangel-Anämie.	Leber, Milz und Lunge von Schlachttieren und Geflügel. Fleisch, Fisch, Eier. Blattgemüse und Gewürzpflanzen. Grünkohl, Sellerie, Artischocke, Gurken, Tomaten.
Zink 15 mg	Allgemeines Wachstum, Gehirnaktivität, Dämmerungssehen. Bestandteil von Haut, Haaren und Nägeln. Bestandteil des Zuckerhormons Insulin.	Wachstumsstörungen, Haarausfall, verzögerte Wundheilung. Vermehrte Neigung zu Geschwüren. Gedächtnisschwäche.	Krusten- und Schalentiere. Fleisch, Fisch, Milchprodukte, Eier. Gurke, Karotte, Kohl, Kartoffel, Sellerie. Das in den Körnern teilweise reichlich vorhandene Zink kann der Körper schwer herauslösen.

Kupfer 2 mg	Bildung von Blutkörperchen, Pigmentbildung. Verwertung des Eisens. Quervernetzung elastischer Fasern.	Bestimmte Formen der Blutarmut. Wachstumsstörungen. Widerstandsschwäche	Krusten- und Schalentiere. Leber (Hammel, Gans, Kalb, Rind). Meeresfische. Pinien-, Pistazienkerne. Hasel-, Para-, Pekanüsse. Sojabohnen, weiße Bohnen, Linsen. Rote Bete/Rübe, Sellerie, Tomaten, Gurken.
Mangan 2 mg	Allgemeine Wirkung für Wachstum und Widerstand. Verwertung von Kohlenhydraten.	Wachstumsstörungen, Widerstandsschwäche. Mögliche Mitursache für Störungen der Fruchtbarkeit.	Körner, Hülsenfrüchte, Nüsse, Kastanien. Gewürzpflanzen. Beeren. Rote Bete/Rübe, Kohlsorten, Tomaten, Gurken. Von den tierischen Produkten sind nur die Schnecken manganreich.
Molybdän 150 mg	Förderung der Einspeicherung des Spurenelementes Fluor. Aktiviert Enzyme	Zahn- und Knochenschäden	Alle gesunden Gemüsesorten. Körner, Hülsenfrüchte.
Chrom 100 mg	Verwertung des Zuckerhormons Insulin. Aktiviert Enzyme	Störungen des Zuckerstoffwechsels. Vermehrte Neigung zu Gefäßverkalkung	Möhren/Karotten, Sellerie, Kohlsorten, Blattgemüse, Gurken, Kartoffeln. Vollgetreide, Hülsenfrüchte, Nüsse. Gewürzkräuter. Schalentiere, Fleisch. Milchprodukte.

cher dagegen ist der Selengehalt in Süßwasser- und Meeresfischen, recht konstant um 150 Mikrogramm pro 100 Gramm. Das ist die dreifache Menge unseres Tagesbedarfes. Der gelegentliche Verzehr von Fischen also schützt mit Sicherheit vor den Auswirkungen eines Selenmangels (Bluthochdruck, vermehrte Neigung zu Herzinfarkt, nach Dr. Wilson auch bestimmte bösartige Geschwülste). Sehr bodenabhängig sind die Spurenelemente Fluor und Jod. Wenn das Grundwasser genügend davon enthält, dann haben es auch die Pflanzen, und mit ihnen die Pflanzen essenden Tiere, das sind unsere Schlachttiere bzw. das Wild. Meeresprodukte und Gemüsesorten aus küstennahen Gebieten haben immer genug. Es empfiehlt sich, davon Gebrauch zu machen, auch wenn man im Binnenland wohnt. Das Ansteigen des körperlichen Standards des Amerikaners ist auch als Folge der besseren Transportbedingungen für Nahrungsmittel zu sehen: seit mehr als 30 Jahren erhält man in den Kleinstädten z.B. des Binnenstaates Kansas fast jedes Frischgemüse aus Kalifornien und (nahezu) jeden frischen Meeresfisch. Schon der gelegentliche Einsatz, als Ergänzung zum als Basis der Ernährung genutzten heimischen Material, lohnt sich und bewahrt vor endemischen = lokal bedingten Ernährungsschäden. Auch hier erkennt man den allgemeinen Leitsatz: die breiteste Ernährungsbasis ist die beste.

Die in den Gemüse-, Obst- und Beerensorten und ihren Säften gut oder sehr gut konzentrierten Spurenelemente

Das Silizium. Es ist vornehmlich in solchen Körpergeweben als wichtiger Bestandteil gespeichert, die selbst mit dem übrigen Organismus nur eine geringe Blut- und Saftverbindung besitzen: Haare, Nägel, elastische Fasern, Bänder, Sehnen, Knorpel, Knochen, Zähne. Dementsprechend ist der Silizium-Mangel eine der möglichen Ursachen für Haarausfall, brüchige Nägel, vermehrte Neigung zu Zahnschäden und Verlust der Gewebselastizität. Interessant die Beobachtung, daß Silizium-Mangel die Akne fördert. Jugendliche im Wachstumsschub bilden bedeutend mehr Binde- und Stützgewebe — da kann ein Siliziummangel schon einmal auftreten. Der Bestand unseres Körpers an Silizium beträgt etwa 1 g = 1000 mg. Der tägliche Bedarf wird mit 20 mg angegeben. Bei einer zu sehr auf tierische Produkte und raffinierte Mehle (Weißbrot) ausgerichteten Nahrungsform kann es zum chronischen Mangel kommen.

Die besten Siliziumquellen sind Schachtelhalme wie das Zinnkraut, Knöterichgewächse und Wegeriche. Sie gehörten zum Sammelgut unserer steinzeitlichen Vorfahren. Weiters findet sich Silizium in den Quer- und Schlauchzellen der Fruchthaut der Körner, insbesondere von Hirse und Hafer. Auch die Rippen von Blattgemüsen und schließlich die Kartoffel sind brauchbare Siliziumquellen. Einen sehr hohen Siliziumgehalt haben die knotennahen Teile des Bambus. Die Asiaten verwenden sie auch als Medizin gegen Bindegewebsschwäche und Rückenleiden.

Das Mangan. Es ist nicht nur für den Menschen, sondern auch für die Pflanzen ein unerläßlicher Nährstoff. Deshalb reagieren Pflanzen, die auf manganarmen Böden wachsen, mit Kümmerwuchs und deutlichen Blattveränderungen — Flecken, Austrocknen und Schrumpfen. Bei den Getreidepflanzen kommt es zur Dörrfleckenkrankheit. Umgekehrt kann man, wenn man ein gesundes Stück Gemüse vor sich hat, auf einen für unseren Körper ausreichenden Mangangehalt schließen.
Das Mangan ist wesentlicher Bestandteil einer ganzen Reihe körpereigener Enzyme. Es hat deshalb eine sehr breite Wirkung für Wachstum und Widerstandskraft. Von großer Bedeutung ist es auch für die Fruchtbarkeit. Der Bestand unseres Körpers an Mangan ist 20 mg, der tägliche Bedarf 2 mg. Der Umsatz relativ zum Bestand ist also groß, das heißt, daß man für eine möglichst regelmäßige Nachfuhr sorgen sollte. Manganquellen sind alle gesunden Pflanzen, insbesondere die Gemüsesorten, unter welchen wieder die Rüben, die Kohlsorten, die Gurken und die Tomaten besonders hervorstechen. Auch Hülsenfrüchte, Körner, Nüsse, Kastanien, Heidelbeeren, Gewürzpflanzen und Kakao haben gute bis sehr gute Manganmengen.
Mit Ausnahme von Schnecken sind tierische Produkte ausgesprochen arm an Mangan. Bei einer zu sehr auf Fleisch, Fisch und Eier ausgerichteten Nahrungsform erleidet man deshalb eher einen Manganmangel.

Das Chrom. Es spielt eine Hauptrolle bei der Verwertung des Blutzuckers. Wenn sich dieser erhöht, dann wird das Chrom aus seinen Speichern im Körper sofort freigesetzt. Es unterstützt die Wirkung des Zuckerhormons Insulin. Auch eine spezielle, der Arterienverkalkung vorbeugende Wirkung soll dem Chrom zukommen. Mangel an Chrom tritt vorwiegend in den zivilisierten Ländern auf, in denen größere Mengen an raffinierten Produkten gegessen werden. In der Melasse oder im Vollkorn ist genügend Chrom vorhanden, um den mitgebrachten Zucker zu bewältigen. Im weißen Zucker aber und im Weißmehl fehlt es fast zur Gänze, und die Zucker-

moleküle sind nicht mehr abgedeckt. Dieser relative Chrommangel durch die allzu verfeinerten Nahrungsmittel wird heute als Mitauslöser der Zuckerkrankheit angesehen.
Der Bestand des Körpers an Chrom ist dementsprechend von der Nahrungsform abhängig: In den Industriestaaten mit ihrem größeren Weißzucker- und Weißmehlverbrauch hat man durchschnittlich 6 mg zugeführtes Chrom im Tag gemessen, bei Afrikanern und Asiaten mit ihrer groben Naturkost sind die Werte zum Teil mehr als doppelt so hoch. Deshalb auch ist dort die Zuckerkrankheit bei weitem seltener.
Der tägliche Bedarf ist abhängig von der Menge der zugeführten Kohlenhydrate und bewegt sich zwischen 20 und 150 Mikrogramm = Millionstel Gramm.
Die Gemüsesorten zählen zu den besten Chrom-Quellen. Pro 100 g haben sie etwa gleich viel wie das beste Vollkorn, zugleich aber bedeutend weniger Kohlenhydrate — sie bringen also einen Überschuß mit, den man zur Abdeckung von Ernährungsfehlern bei anderen Nahrungsmittelgruppen nutzen kann. Absolute Spitzenwerte findet man in Gewürzen; Thymian und Bohnenkraut erreichen einen Gehalt von über 1000 Mikrogramm in 100 g, auch die anderen Gewürze sind sehr stark. Das ausgiebige Nutzen vor allem der grünen Gewürzpflanzen ist also auch aus diesem Gesichtspunkt empfehlenswert.

Das Molybdän. Wie das Mangan ist es ein auch für Pflanzen lebenswichtiger Nährstoff. Mangelerscheinungen äußern sich in Sprenkelung der Blätter und im Einrollen der Blattränder. Bei Kohlblättern kommt es zum Verwelken der Blattspreiten, sodaß nur noch die Mittelrippe übrig bleibt. Umgekehrt kann man, wenn man eine saftige, kerngesunde Pflanze vor sich hat, auch auf einen ordentlichen Molybdängehalt schließen.
Die vorrangige Bedeutung des Molybdäns ist sein Verhältnis zum Fluor: Es fördert dessen Einspeicherung in Zähne und Knochen. So kommt es, daß in zwar fluorarmen, aber molybdänreichen Gebieten die Zahnkaries seltener auftritt — das Molybdän erhöht den Nutzungsgrad des wenig vorhandenen Fluors. Natürlich muß man in solchen Gegenden von den Gemüsesorten bzw. -säften besonderen Gebrauch machen, vor allem auch die Kinder.
Der Bestand des Körpers an Molybdän wird mit 20 Milligramm angegeben, der tägliche Bedarf mit 150 Mikrogramm. Die Quellen: alle wirklich gesunden Gemüsesorten. Das sind solche, die nach dem Ernten auffallend lange frisch bleiben.

Die Vitamine

Wie die Mineralstoffe und die Spurenelemente, zählen auch die Vitamine zu den nicht energieliefernden Nährstoffen, welche der Körper zur Erhaltung seines Lebens und seiner Leistungskraft unbedingt braucht. Bei ihnen aber handelt es sich um zum Teil schon recht komplizierte organische Moleküle, die in der unbelebten Natur — Mineralwässer, Grundwasser, Salz usw. — nicht vorkommen können. Sie müssen von Lebewesen gebildet werden. Von Pflanzen oder von Tieren, und indem wir diese essen, führen wir uns die notwendigen Vitamine (und die anderen unerläßlichen, organischen Moleküle — Kohlenhydrate, Fette und Eiweißkörper) zu. Die 13 bisher bekannten unerläßlichen Vitamine, A, D, E, K, B_1, B_2, Niacin, B_6, Folsäure, Pantothensäure, Biotin, B_{12} und C kommen in keinem Nahrungsmittel der Welt konzentriert vor. Auch deshalb können wir unsere Ernährung nicht auf wenige oder gar nur auf ein einziges Nahrungsmittel beschränken. Bei vielen Tieren ist das anders. Die meisten von ihnen brauchen zum Beispiel kein Vitamin C, welches wohl das bekannteste der für uns Menschen wichtigen Vitamine ist. Nur bestimmte Affen und das Meerschweinchen können, ebenso wie der Mensch, kein Vitamin C selbst herstellen. Sie sind also auf Vitamin-C-Träger in der Nahrung angewiesen, auf Gemüse, Obst, Beeren und Südfrüchte. Milch, auch Muttermilch, besitzt Vitamin C, jedoch nicht wirklich konzentriert. Läuft also der menschliche Säugling Gefahr, einen Vitamin-C-Mangel zu erleiden? Nein — er kann es selbst in seinem Körper bilden, eine Fähigkeit, die er nach einigen Lebensmonaten völlig verliert. Ab dann aber kann er auch schon Gemüse, Obst, Beeren und Südfrüchte essen.

Man erkennt, wie perfekt vorgesorgt ist. Wenn man nun das Kapitel „Vitamine“ für sich allein betrachtet und nachliest, in welchen Nahrungsmitteln sie alle brauchbar vertreten sind, dann erkennt man auch, daß der Mensch mit seinen von der Natur vorgegebenen Vitaminbedürfnissen am besten tut, sich auf breiter Basis zu ernähren. Die Mehrzahl der Vitamine ist in pflanzlichen Produkten ausreichend vertreten. Manche aber kommen wirklich rationell nur in tierischen Nahrungsmitteln vor. Von der Milch über die Eier bis zu Fisch und Fleisch. Man sollte auf keine Nahrungsmittelgruppe völlig verzichten, wie das in verschiedenen populär gewordenen Ernährungslehren vorgeschrieben wird. Man läuft sonst Gefahr, einen chronischen Mangelschaden zu erleiden.

Die reinen Mengen an Vitaminen, die unser Körper im Tagesdurchschnitt benötigt, muten gering an — vom dreihundertstel Gramm bei Vitamin C bis zu 3millionstel Gramm bei Vitamin B_{12} und Vitamin D. Allerdings müssen diese Mengen in einem Nahrungsgemisch erst einmal enthalten sein. Daß dies selbst in wohlhabenden Ländern bei der landesüblichen Kost nicht immer der Fall ist, haben Erhebungen der internationalen und nationalen Gesundheitsorganisationen ergeben. In Texas z.B. leiden danach 60% der Menschen an Vitamin A-Mangel, auch ein Mangel an den Vitaminen B_1 und C soll häufig sein. Das kann bei dem dort weitverbreiteten Konserven- und Haltbargerichte-Essen natürlich vorkommen.

Zu Vitamin A-Verlusten kommt es, wenn man die Nahrungsmittel, die es enthalten, in Wasser zu sehr auskocht, wenn man sie zur Haltbarmachung mit Ionen bestrahlt und auch, wenn man sie in Konserven eindost — je nach Verfahren: es können beim Eindosen bis zu 85% des Vitamin A verloren gehen, aber auch 0% Vitamin-A-Verlust sind möglich.

Das Vitamin B_1 geht bei Hitzesterilisationsverfahren verlustig und bei Bestrahlung mit Ionen. Außerdem ist es gegen den Zusatz von Natriumkarbonat, der gerne zum Aufhellen von Gemüsen verwendet wird, sehr empfindlich.

Und das Vitamin C ist das empfindlichste Vitamin überhaupt.

Es ist von Wert, über derlei Einzelheiten Bescheid zu wissen. Man kann dann besser abschätzen und nutzt nicht irrtümlich irgendeinen Vitamin-Träger, der durch verschiedene Behandlungsmethoden keiner mehr ist. In der Tabelle am Ende des Kapitels sind deshalb die wichtigsten wertschädigenden Umstände angeführt.

1. Das Vitamin A — Retinol

Es kommt als solches nur in tierischen Nahrungsmitteln vor, besonders in der Leber von Schlachttieren und Fischen. In 150 g Hammelleber sind 14 mg Vitamin A enthalten. 1 mg ist der Tagesbedarf eines erwachsenen Menschen. Man könnte also jede zweite Woche eine 150 g-Portion Hammelleber essen, schonend gebraten oder geröstet, und wäre ausreichend mit Vitamin A versorgt. Diese Vorgangsweise ist tatsächlich praktikabel, denn das Vitamin A ist ein fettlösliches Vitamin und kann daher im Körper gut gespeichert werden. Man kann Vitamin A auf Vorrat essen. In Pflanzen kommen Vorstufen von Vitamin A vor. Solche Vorstufen eines Vitamines nennt man Provitamine. Das wichtigste Provitamin A ist das β-Carotin. Es wird in unseren Darmzellen in das Retinol (= das fertige Vitamin A) umgewandelt. Allerdings gibt es einen nicht unbeträchtlichen Verschleiß bei der Umwandlung: der Körper kann nur ein Sechstel des β-Carotin umsetzen und zu Vitamin A machen. In der praktischen Wirkung also entsprechen 6 mg β-Carotin aus Pflanzen 1 mg Retinol aus Tieren. Die stärksten β-Carotin-hältigen Pflanzen sind Löwenzahnblätter, Möhren (Karotten), Grünkohl, Fenchelgemüse, Spinat und Feldsalat. 150 g rohe, geschabte Möhren = Karotten versorgen unseren Körper mit Vitamin A für zwei Tage. Nicht so lange also wie die gleiche Menge Hammelleber als Spitzenvertreter der tierischen Nahrungsmittel bezüglich des Vitamin A. Das sagt uns nur, daß in dieser Hinsicht tierische Nahrungsmittel rationeller sind. Zugleich aber auch, daß man sie viel seltener essen sollte, weil man sie nicht so häufig braucht wie die pflanzlichen Nahrungsmittel.

Die Bedeutung des Vitamin A

1. Für unsere Augen und unser Sehvermögen: Das Sehen im Dunklen ist vom Vorhandensein des sogenannten Sehpurpurs abhängig. Dieser wird durch helles Licht gebleicht und mit Hilfe des Vitamin A wieder aufgebaut. Deshalb wurde seinerzeit den Nacht-Jagdfliegern das regelmäßige Essen von Möhren anbefohlen.
Der Aufbau des Sehpurpurs erfolgt in den Stäbchenzellen der *Retina* unseres Auges; das ist die Netzhaut. Deshalb heißt das Vitamin A „Retinol". Mangel an Vitamin A führt zu Nachtblindheit; schwerer Mangel, wie er in den Hungergebieten der Welt oft vorkommt, führt zu Erblindung. Meist trifft es die besonders empfindlichen Kinder. Das hängt aber mehr mit der Hautwirkung des Vitamin A zusammen.
2. Das Vitamin A ist für den Aufbau und für die Erneuerung aller unserer „Hautschichten" mitverantwortlich, für Haut, Schleimhaut, Hornhaut usw., alles, was unseren Körper nach außen oder innen abgrenzt. Deshalb nennt man das Vitamin A auch „Hautschutzvitamin". Bei Mangel kommt es zu rauher und schuppiger Haut, besonders an Oberschenkeln und Oberarmen. Die Schleimhäute verlieren ihre Schutzfunktion, wodurch es zu größerer Anfälligkeit gegenüber Infektionen kommt.
3. Schließlich spielt das Vitamin eine wichtige Rolle beim Wachstum. Gestörte Zahnbildung und Minderwuchs können Folgen eines Mangels sein.
Vitamin A kann, weil es fettlöslich ist, auch *Überschuß-Beschwerden* verursachen. Diese kommen aber nur vor, wenn man extrem viel Tierleber oder aber Vitamin A-hältige Tabletten im Übermaß ißt. Die Erscheinungen sind nicht sehr spezifisch: Schmerzen in Knochen und Gelenken, trockene Haut und Pigmentablagerungen in Haut und Schleimhäuten. Auch Haarausfall ist möglich.

Verluste durch Verarbeitung von Vitamin-A-hältigen Nahrungsmitteln

Da das Vitamin A relativ hitzestabil ist, sind die Verluste eher gering. In heißem Wasser allerdings wird es ausgeschwemmt. Die Gemüse daher schnell und in so wenig Wasser wie möglich kochen. Hitzesterilisation und Bestrahlung der Nahrungsmittel mit Ionen (um sie haltbar zu machen) bewirken je nach Verfahren auch größere Verluste. Durch Tiefkühlen wird das Vitamin A nur wenig beeinträchtigt.

2. Das Vitamin D — Calciferol

Es kommt nur in tierischen Nahrungsmitteln und in Pilzen vor. Sehr große Mengen enthalten die Leber von Thunfisch und Heilbutt, gute Mengen die meisten Meeres- und Süßwasserfische wie der Aal und der Lachs. Auch Schlachttierfleisch und Geflügel haben brauchbare Mengen.
Interessant die Pilze: Pfifferlinge, Steinpilze, Morcheln und Champignons enthalten in 100 g-Portionen genügend Vitamin D, um den Bedarf des Erwachsenen für 1 — 2 Tage zu decken.
Insgesamt aber wäre das Vitamin D, welches in anderen Pflanzen nicht vorkommt, ein ausgesprochener Mangelstoff, würde es unser Körper nicht mit Hilfe der ultravioletten Strahlen der Sonne aus einer Vorstufe, die sich in unserer Haut befindet, selbst bilden.
Wer sich also ausreichend in der Sonne aufhält, erleidet kaum einen Vitamin D-Mangel. Deshalb nennt man das Vitamin auch Sonnenscheinvitamin. Die Bestrahlung mit ultraviolettem Licht benutzt man auch bei manchen Nahrungsmitteln, um sie mit Vitamin D anzureichern; besonders Milch und Margarine kann man so behandeln. Das Vitamin D entsteht dann auch hier aus einer Vorstufe.

Die Bedeutung des Vitamin D

Es beeinflußt die Aufnahme von Calcium — daher der Name Calciferol — und von Phosphor in Zähnen, Knochen und Knorpeln. Bei Mangel tritt die Rachitis auf, eine Krankheit, die den wachsenden Knochen von Säuglingen und kleinen Kindern betrifft. Sie führt zur Trichterbrust, zu abgeknickten Knochen und zu Zahnschäden. An der Rachitis erkrankten um die Jahrhundertwende vor allem in England viele tausend Kinder und erlitten durch Knochenverkümmerungen bleibende Schäden. Die Ursachen waren armselige Ernährung und zugleich der Smog aus dem Hausbrand und den Schloten der Industriestädte, welcher das ultraviolette Licht der Sonne ausfilterte.
Auch ältere Menschen können, wenn sie sich zuwenig an die Sonne begeben, an Vitamin D-Mangelerscheinungen erkranken. Es kommt dann zu Knochenerweichung. Deshalb sollten bettlägerige ältere Menschen so oft

wie möglich in das Freie gebracht werden (oder ersatzweise dosiert mit UV-Licht bestrahlt) bzw. von den wenigen Vitamin-D-haltigen Nahrungsmitteln regelmäßig Gebrauch machen. Der Tagesbedarf an Vitamin D aus der Nahrung wird von der WHO*) mit 10 g (10 Millionstel Gramm) angegeben, von der DGE**) mit 2,5 g. Der Unterschied ist verständlich, denn tatsächlich ist der Bedarf an Vitamin D aus der Nahrung davon abhängig, wieviel oder wie wenig man sich in der Sonne aufhält.
Wie die Vitamine A, E und K ist das Vitamin D fettlöslich; man kann es also auf Vorrat essen. Ein praktisches Beispiel: 150 g Hering verzehrbarer Anteil reichen für 19 Tage (das Maß der DGE zugrundegelegt). Man könnte also sagen: Alle zwei Wochen eine Portion Hammelleber und alle 3 Wochen einen größeren Hering — der Bedarf an Vitamin A und an Vitamin D ist damit abgesichert.

Verluste durch Verarbeitung von Vitamin D-haltigen Nahrungsmitteln

Beim Backen oder Grillen von Fischen muß man mit durchschnittlich 30% rechnen. Wenn man Pilze trocknet, verlieren sie 20 — 30% ihres Vitamin D. Ansonsten ist das Vitamin ausgesprochen stabil.

3. Das Vitamin E — Tocopherole

Hier handelt es sich um eine Gruppe von mehreren fettlöslichen Molekülen mit unterschiedlicher Wirksamkeit, die man als Vitamin E zusammenfaßt. Ihren Namen haben sie von dem griechischen Tokein = gebären. Deshalb bezeichnet man das Vitamin E auch als Fruchtbarkeitsvitamin. Es kommt in vielen Nahrungsmitteln vor, besonders reichlich aber im Weizenkeimöl. Auch Sonnenblumenöl, Maiskeimöl, Distelöl (Saffloröl) und Sojaöl sind überdurchschnittlich gute Quellen. Sehr stark auch Fenchelgemüse, Grünkohl, Spinat, Erbsen, Sojabohnen sowie Avocados. Man findet es auch in tierischen Nahrungsmitteln und Geflügel, besonders in Truthahn und Eiern.
Weil das Vitamin E so verbreitet ist, kommen echte Mangelerscheinungen beim Menschen kaum vor.

Die Bedeutung des Vitamin E

Es schützt eine ganze Reihe von wertvollen Molekülen, darunter auch das Vitamin A vor der Zerstörung durch Sauerstoff. Bei dieser Arbeit wird es

---

*) WHO = World Health Organisation

**) DGE = Deutsche Gesellschaft für Ernährung

durch das Spurenelement Selen unterstützt. Bei Tieren steuert das Vitamin ihre Fruchtbarkeit.
Der Tagesbedarf richtet sich nach der Zufuhr von mehrfach ungesättigten Fettsäuren, wie sie in Keimen, Kernen und Nüssen und in ihren Ölen vorkommen. Da diese selbst Vitamin E-reich sind, treten hier keine Probleme auf. Die DGE empfiehlt 12 mg Vitamin E täglich — mit dieser Menge ist der Bedarf in jedem Fall gedeckt.

Verluste durch Verarbeitung von Vitamin E-haltigen Nahrungsmitteln

Verluste treten beim Bestrahlen der Nahrungsmittel mit Ionen, bei der chemischen Behandlung von Mehl (Bleichen) und beim Tiefkühlen von Blattgemüsen auf. Ansonsten ist das Vitamin recht widerstandsfähig.

4. Das Vitamin K — Phyllochinon

Dieses Vitamin besteht ebenfalls aus einer Gruppe von verschiedenen stark wirksamen Molekülen. Als Vitamin K_1 kommt es in Pflanzen, insbesondere in grünen Blättern vor — daher auch der Name Phyllochinon, denn Phyllos = Blatt. Als Vitamin K_2 wird es von verschiedenen Bakterien gebildet, auch von Bakterien, die unsere Gedärme bewohnen. Dieses auch Menachinon genannte Vitamin K_2 allerdings deckt den Tagesbedarf nicht vollständig, sodaß eine Zufuhr aus Nahrungsmitteln notwendig ist. Zu Mangel jedoch kommt es beim Erwachsenen seltener durch Fehlernährung, häufiger durch bestehende Krankheiten (Galle, Leber). Die besten Quellen für Vitamin K_1 sind Spinat, Blumenkohl, Rosenkohl und Salatblätter. Bei den tierischen Nahrungsmitteln führen Schweinefleisch und Geflügel die Liste an.

Die Bedeutung des Vitamin K

Das Vitamin K ist von großer Bedeutung für die normale Gerinnung des Blutes. Über die Leberzellen fördert es die Bildung von vier ganz bestimmten Molekülen, welche die Blutgerinnung steuern. Da es an Vitamin K selten mangelt, ist die kranke Leberzelle, die das Vitamin nicht umsetzen kann, eine viel häufigere Ursache von Blutgerinnungsstörungen.
Für die Aufnahmen von Vitamin K aus dem Darm sind die Gallensäuren mitverantwortlich. Daher kann, wenn es hier Schwächen gibt, ebenfalls ein Vitamin K-Mangel auftreten, obwohl man genug davon gegessen hat. Es kommt dann zur vermehrten Blutungsneigung und zu einer Verzögerung der Wundheilung.

Verluste durch Verarbeitung von Vitamin K-haltigen Nahrungsmitteln
Vitamin K ist empfindlich gegenüber Bestrahlung mit Ionen und die Verwendung von Natriumbikarbonat. Beim Tiefkühlen von Blattgemüsen treten kleinere, nicht ins Gewicht fallende Verluste auf.

5. Der Vitamin B-Komplex

Dieser Komplex kommt in den Nahrungsmitteln meist gemeinsam vor. Tierleber, Brauereitrockenhefe und Algen enthalten in jeweils guten Mengen sämtliche B-Vitamine, und nicht zuletzt deshalb zählen sie zu den rationellsten, jede Ernährung schon in kleinen Mengen aufwertenden Nahrungsmitteln.
Die einzelnen B-Vitamine aber sind zum Teil auch sehr gut in Pflanzen und in Milchprodukten vertreten. Auch vom Blickwinkel der B-Vitamine aus gesehen, ist eine möglichst breite Nahrungspalette von Vorteil. Mängel sind nicht selten bei einseitiger Ernährung, besonders wenn zwei oder mehr einander ergänzende Fehler zugleich gemacht werden. Als Beispiel: Ein Vegetarier, der nur Weißbrot ißt, läuft Gefahr, einen Vitamin B_1-Mangel zu erleiden. In der Wirkung sind die einzelnen Vitamine des B-Komplexes einander ähnlich.
Man unterscheidet
Vitamin B_1 — Thiamin
Vitamin B_2 — Riboflavin
Vitamin B_3 — **Niacin**
Vitamin B_5 — **Panthothensäure**
Vitamin B_6 — Pyridoxin
Vitamin B_{12} — Cobalamin
Vitamin B_c — **Folsäure**
Vitamin H — **Biotin**
Im deutschen Sprachgebrauch ist manchmal die Nummernbezeichnung des Vitamins, manchmal die Wortbezeichnung üblicher. Das ist in obiger Aufstellung jeweils durch Fettdruck hervorgehoben.

Es gibt noch mehr Stoffe aus Nahrungsmitteln, die den B-Vitaminen zugeordnet wurden. Als Vitamin B_{13} die Orotsäure = Molkesäure, als Vitamin B_{15} die Pangamsäure, als Vitamin B_{17} die Laetrile aus den Kernen von Äpfeln, Mandeln usw. und als Vitamin B_4 die Paraaminobenzoesäure, welche aber inzwischen der Folsäure = Vitamin B_c zugeordnet ist. Auch einige andere Moleküle, wie das Betain der Runkelrüben (siehe Seite14), wurden als spezielle B-Vitamine angesehen. Gerade bei dieser Vitamingruppe sind Unterscheidungen zwischen einem Vitamin, welches Mangelerkrankungen verhindert, und heilsamer Substanz, welche den aus anderen Gründen erkrankten Organismus im Heilverlauf unterstützt, schwierig zu treffen. Man zweifelt auch den Original-Charakter Vitamin von Niacin (B_3) und Panthothensäure (B_5) in wissenschaftlichen Kreisen an. Wahrscheinlich mit gewissem Recht. Für den Leser mag es genügen, daß es sich bei allen diesen Substanzen um besondere nichtenergieliefernde oder auch energieliefernde Nährstoffe handelt, die den Nahrungsmitteln, in denen sie vertreten sind, ihr besonderes Gewicht verleihen.

Alle B-Vitamine sind, ebenso wie das Vitamin C, wasserlöslich. Sie lassen sich nicht so gut speichern wie die fettlöslichen Vitamine A, D, E und K; das bedeutet, daß die Nahrungsmitteln, welche sie uns bringen, mehr oder weniger *alltägliche* Kost sein sollten.

a) Das Vitamin B_1 — Thiamin

Aus historischen Gründen könnte man es als das Vollkorn-Vitamin bezeichnen, denn als man den Reis im vorigen Jahrhundert „polierte" und damit die Randschichten, in denen das Vitamin B_1 enthalten ist, entfernte, brach in Asien die fürchterliche Beri-Beri-Epidemie aus, mit Millionen Erkrankten und Hunderttausenden von Toten. Das geschah, weil die Menschen dort gewohnt waren, sich fast ausschließlich von Reis zu ernähren, ohne flankierende Nahrungsmittel wie Gemüse oder Fleisch zu benutzen. Auch heute noch gibt es durch übertriebenen Weißbrot-, Backwerk- und Zuckerverzehr trotz sonstigem Wohlstand in unseren Landen leichte Formen von Beri-Beri. Sie äußern sich in Durchfall oder Verstopfung, Magensäuremangel, Müdigkeit, Depressionen und verschiedenen nervösen Störungen.

Die besten Quellen für Vitamin B_1 sind neben dem Vollkorn alle Schlachttierfleischsorten, besonders das Schweinefleisch. Ferner Hülsenfrüchte und einige Gemüsesorten wie Artischocke, Schwarzwurzel, Topinambur, Fenchelgemüse und auch Kartoffeln.

Verluste durch Verarbeitung von Vitamin B_1-haltigen Nahrungsmitteln

Durch Überhitzen, z.B. beim Schmoren von Fleisch oder beim Kochen von Geflügel, treten mittlere Verluste auf (um 50%). Durch Natriumkarbonatzusätze zu Gemüsen wird das Vitamin B_1 stark angegriffen. Ansonsten ist es relativ stabil. Die größten Verlusten entstehen bei der Bereitung von Feinmehl bzw. von poliertem Reis; besonders letzterer wird heute vielfach mit Vitamin B_1 wieder angereichert.

b) Das Vitamin B_2 — Riboflavin

Dieses Vitamin ist in tierischen Produkten, vor allem auch in der Milch, stark vertreten. Ferner in Spinat, Rosenkohl, Broccoli, Erbsen und Salatblättern, besonders konzentriert auch in Champignons, Birkenpilzen und Pfifferlingen. Seine Bedeutung ist wie bei allen B-Vitaminen weitreichend — bei Mangel kommt es zum Verlust der allgemeinen Widerstandskraft, bei Kindern zu Wachstumsverzögerung und Schädigungen an Augen, Schleimhäuten und der Haut. Schwere Mangelerkrankungen gibt es bei uns selten. Häufig aber sind leichtere Symptome, wie sie bei allzusehr auf Getreide eingestellten Vegetariern, die auch Milchprodukte ablehnen, vorkommen: rissige Mundwinkel, Entzündungsneigung an den Nasenlöchern und an der Mundschleimhaut sind dann die ersten Symptome; auch Augenbrennen und Lichtempfindlichkeit.

Verluste durch Verarbeitung von Vitamin B_2-haltigen Nahrungsmitteln

Am größten sind sie beim Verkochen von Gemüsen sowie bei Zusätzen von Natriumkarbonat. Ansonsten ist das Vitamin B_2 stabil.

c) Das Vitamin B_3 — Niacin

Dieses Vitamin kommt in allen tierischen Produkten — Fleisch, Fisch, Muscheln, Milchprodukten, Eiern — sowie in Hülsenfrüchten, Getreidesorten (außer Mais) und in Pilzen vor. Der Körper kann es aus einer Aminosäure, dem Tryptophan, selbst bilden oder aber direkt als Vitaminmolekül zugeführt bekommen (deshalb ist der Vitamincharakter des Niacins umstritten). Seine Bedeutung besteht in der Förderung des Stoffwechsels der energieliefernden Nährstoffe — Kohlenhydrate, Fette, Eiweißkörper — und im Austarieren von Zuständen der besonderen Forderung an den Körper: Fieber, Krankheit, Schwangerschaft.

Bei schwerem Mangel, wie er nur in Hungergebieten bei einseitiger Mais-Ernährung auftrat, kommt es zur Pellagra. Das ist eine Hauterkrankung (Pelle agra = rauhe Haut) mit Durchfällen und Verwirrtheitszuständen.

Verluste durch Verarbeitung von Vitamin B_3-haltigen Nahrungsmitteln

Sie sind nicht groß. Erst bei starker Bestrahlung mit Ionen zur Haltbarmachung von Obst und bei Auskochen mit viel Wasser gibt es nenneswerte Minderungen. Auch gegen Natriumbikarbonat ist das Vitamin B_3 relativ stabil.

d) Das Vitamin B_5 — Pantothensäure

Es ist in den Nahrungsmitteln weit verbreitet, das sagt schon der Name. Pantothen = überall vorhanden. Seine Bedeutung ist ebenso allgemein — es greift in den Stoffwechsel ein, hat mit der Bildung von Blutfarbstoffen zu tun und regelt Entgiftungsprozesse. Auch die Ausscheidung von Medikamenten wird durch Vitamin B_5 verbessert.

Obwohl das Vitamin in fast jedem Nahrungsmittel vorhanden ist, sind doch einige besondere Quellen erwähnenswert: Leber von Hammel, Kalb, Rind und Schwein, speziell der Ostseehering und Pilze.

Echte Mangelerscheinungen sind beim Menschen kaum anzutreffen. Es sind in Kriegsgefangenenlagern Symptome wie Fußsohlenbrennen aufgetreten, die sich aber durch Zufuhr von Vitamin B_5 schnell besserten. Es kann sich dabei auch um einen beschleunigten Entgiftungsprozeß gehandelt haben und nicht um einen Vitaminmangel. Bei Tieren führt der Mangel an Vitamin B_5 zu Haarausfall und zu vorzeitigem Ergrauen (Ratten und Mäuse). Deshalb nennt man das Vitamin auch den „Anti-Grau-Faktor".

Verluste durch Verarbeitung von Vitamin B_5-haltigen Nahrungsmitteln

Sie halten sich in Grenzen. Beim Kochen von Fleisch und Gemüse etwa ein Drittel, beim Eindosen von Obst mit Stabilisierungsmitteln bis zu zwei Drittel. Ansonsten ist das Vitamin B_5 stabil.

e) Das Vitamin B_6 — Pyridoxin

Es ist ebenfalls in zahlreichen Nahrungsmitteln gut vertreten. Besonders stark in Tierleber, Fleisch, Fisch, Hülsenfrüchten, Körnern, Kernen, Kartoffeln, Spinat, Sauerkraut, Bananen und Avocados.

Wie das Vitamin B_5 spielt es in zahlreichen Stoffwechselvorgängen eine große Rolle. Es ist für die Bildung einer Reihe von wichtigen Gewebshormonen mitverantwortlich und hilft auch bei der Umwandlung vom Eiweißstoff Tryptophan in das Vitamin B_3. Mangelerkrankungen sind selten. Sie wurden bei unterernährten Säuglingen und bei Frauen, die die Pille nehmen, beobachtet. In letzterem Fall ist der Vitamin B_6-Bedarf erhöht. Längere Hungerkuren bei gleichzeitiger Einnahme der Pille können sich deshalb nachteilig auswirken. Die Hauptsymptome: nervöse Störungen mit Schwindel, Übelkeit und Brechreiz. Dazu entzündliche Hautveränderungen.

Verlust durch Verarbeitung von Vitamin B_6-haltigen Nahrungsmitteln

Sie halten sich im Rahmen. Am meisten verlieren Rüben bei übertriebenem Kochen und Milch bei starker Ionenbestrahlung.

f) Das Vitamin B_{12} — Cobalamin

Es enthält das Spurenelement Kobalt, deshalb sein Name Cobalamin. Es kommt ausschließlich in tierischen Nahrungsmitteln und in Mikroorganismen vor. In Pflanzen fehlt es. Die stärksten Quellen sind die Innereien und das Fleisch von Tieren, auch von Fischen. Milchprodukte und Eier enthalten brauchbare Mengen.

Das Vitamin B_{12} regelt die Bildung von Blutkörperchen im Knochenmark, ist weiters von Bedeutung für Wachstum und allgemeine Widerstandskraft. Der Mangel führt zu Störung der Bildung von Blutkörperchen mit abnorm großen, unreifen Zellen und zu Verkümmerung der Magenschleimhaut. Strenge Vegetarier sind gefährdet — allerdings gibt es heute für sie mit Vitamin B_{12} künstlich angereicherte Produkte wie Sojamilch u.a.

Verluste durch Verarbeitung von Vitamin B_{12}-haltigen Nahrungsmitteln

Sie sind gering, da das Vitamin relativ stabil ist. Am ehesten noch entstehen sie beim Marinieren von Speisen und beim Herstellen von Schmorbraten, da das Vitamin B_{12} in den Saft bzw. in die Marinade ausgelöst werden kann.

g) Das Vitamin B_c — Folsäure

Dieses Vitamin ist besonders in Blattgemüsen und in Tierleber enthalten. Auch Milchprodukte, Eier und Hülsenfrüchte sind gute Quellen.

Das Vitamin B_c hat mit der Bildung und der Reifung der roten Blutkörperchen zu tun und mit dem Aufbau des Zellkernmaterials. Außerdem ist es am einwandfreien Funktionieren des Verdauungstraktes beteiligt.

Bei Mangel, der oft ältere Menchen mit Verdauungsschwierigkeiten trifft, ist neben typischen Veränderungen des Blutbildes ein Hauptsymptom Brennen der Zunge. Allerdings ist ein solcher Mangel meist mit einem gleichzeitigen Vitamin B_{12}-Mangel und/oder einem Eisenmangel verbunden. Die Sprue, eine tropische Darmkrankheit, wird auf Vitamin B_c-Mangel zurückgeführt.

Verluste durch Verarbeitung von Vitamin B_c-haltigen Nahrungsmitteln

Es ist stärker hitzeempfindlich als die übrigen B-Vitamine. Hier betragen die Verluste 50 — 95% (bei Wurzelgemüse). Blattgemüse sind etwas besser daran. Das Vitamin B_c ist mit dem Vitamin C zusammen ein Hauptgrund, auch von Rohkost ausgiebig Gebrauch zu machen.

h) Das Vitamin H — Biotin

Es zählt, da es vornehmlich in Leber und in Hefe vorkommt, ebenfalls zu den B-Vitaminen. Weitere Quellen sind Milchprodukte, Fleisch und Blattgemüse. Das Vitamin H wird aber auch durch Darmbakterien gebildet. Seine Funktion ist die Unterstützung des Vitamin K bei dessen Arbeit, die Bildung von Fettsäuren und seine Eigenschaft als allgemeiner Wachstumsfaktor. Mängel kommen kaum vor, können aber künstlich erzeugt werden: durch Genuß von rohem Eiklar in großen Mengen. Eiklar enthält den Stoff Avidin, welcher als sogenanntes Antivitamin wirkt. Er bindet das Vitamin H und macht es für den Körper unverwertbar. Dann treten Hauterkrankungen, Muskelschmerzen, Müdigkeit und Depressionen auf. Im Zweiten Weltkrieg, durch den Genuß von Übermengen roher Eier, soll es schon Todesfälle gegeben haben. Wenn man die Eier kocht, ist das Antivitamin Avidin vernichtet; der Verzehr von gekochtem Eiweiß schädigt das Vitamin H also nicht.

Verluste durch Verarbeitung von Vitamin H-haltigen Nahrungsmitteln

Sie sind gering. Lediglich beim Eindosen von Blattgemüsen treten, je nach Hitzeeinwirkung, Verluste auf — bis zum Extremfall von 80% allerdings. Milchprodukten, Fleisch und Leber werden durch die verschiedenen Verfahren nur mäßige Verluste zugefügt.

Das Vitamin C — Ascorbinsäure

Es ist wie die B-Vitamine wasserlöslich und wird in verschiedenen Pflanzen und im Körper der meisten Tiere aus Zuckermolekülen gebildet. Die besten Quellen sind das Fruchtfleisch und die Säfte bestimmter Obstsorten und Beeren. An der absoluten Spitze ist die Acerola, eine in den Antillen und in Westindien vorkommende Sauerkirsche. In 100 g enthält sie bis zu 3 g Vitamin C, also 40 mal soviel wie eine Zitrone. Erst an zweiter Stelle stehen Sanddornbeeren und -saft, dann Guavas, Kiwis und schwarze Johannisbeeren, welcher immer noch etwa 0,2 g Vitamin C in 100 g haben können. Außer Obst und Südfrüchte sind auch die meisten Gemüsesorten Vitamin C-reich. Paprikaschoten, Broccoli, die Kohlsorten, Spinat und Salatpflanzen haben zum Teil beachtliche, Tomaten, Kartoffel, Wurzeln und Rüben immer noch gute Mengen.

Die Bedeutung des Vitamin C

Es ist für eine Reihe von Lebensvorgängen von Wichtigkeit und bildet das Kollagen, welches für den Zusammenhalt von Zellen und Geweben verant-

wortlich ist. Weiters fördert das Vitamin C das Wachstum und die Wiederherstellung von Geweben. Daher ist es auch für die Wundheilung wichtig. Auch für die Verwertung des Eisens ist das Vitamin C mitverantwortlich, ebenso für den Einsatz von Vitamin B_c = Folsäure.
Bei Mangel an Vitamin C kommt es im Extremfall zum Skorbut, der früher so gefürchteten Seefahrer-Erkrankung. Leichtere Fälle kommen auch heute noch vor. Die ersten Zeichen sind wundes Zahnfleisch und Zahnfleischbluten, Abgespanntheit, Müdigkeit, Schwindel und verzögerte Wundheilung.

Verluste durch Verarbeitung von Vitamin C-haltigen Nahrungsmitteln

Das Vitamin C ist das empfindlichste Vitamin. Beim Erhitzen von Vitamin C-haltigen Nahrungsmitteln gehen 1/3 bis 2/3 und mehr verloren. Die Verluste sind abhängig von der Art der Pflanze und vor allem von ihrer Schale. Kartoffeln, in der Schale gekocht, verlieren nur wenig Vitamin C, der dünnwandige Spinat dagegen größere Mengen. Wenn die Kartoffeln vor dem Kochen zerschnitten werden, dann sind die Verluste groß — durch Auswaschen des wasserlöslichen Vitamins und durch den Kontakt mit Sauerstoff.
Auch die Temperaturhöhe spielt eine Rolle. Milch verliert beim Pasteurisieren nur 10 — 20% Vitamin C, beim Sterilisieren in Flaschen fast 90%, bei der kurzzeitigen Ultrahocherhitzung wieder nur 25%.
Bei der Lagerhaltung von Vitamin C-haltigen Pflanzen (Südfrüchte, Kartoffel, Rüben usw.) gehen nicht mehr als 10% pro Monat verloren. Bei der milchsauren Vergärung zur Haltbarmachung dagegen (Sauerkraut usw.) kommt es, durch die Aktivität der beteiligten Bakterien, sogar zu einer Steigerung des Gehaltes an Vitamin C.

Vitamine — Übersicht

Vitamin A — Retinol
Tagesdosis 1 mg = 5000 IE
Bedeutung: Schutz von Haut und Schleimhäuten gegen Infekte und andere Belastungen. Sehvermögen (Dämmerungs- und Dunkelsehen), Knochenwachstum

Quellen: Tierleber, Eigelb, Vollmilchprodukte, Möhren, Süßkartoffeln, Brennessel, Grünkohl, Spinat, Mangold, Kresse, Feldsalat, Löwenzahn, Petersilie, Schnittlauch. Angereichert in Margarinen, Ovomaltine.
Verluste: mittlere Verluste bei Kochen in viel heißem Wasser (Ausschwemmung). Größere Verluste bei Ionenbestrahlung von Milch, beim Eindosen von Gemüsen, sonst stabil.

Vitamin D — Calciferol
Tagesdosis: 3 — 10 Mikrogramm
Bedeutung: Wachstum von Knochen und Zähnen, Blutbildung

Quellen: UV-Strahlen (der Sonne oder künstlicher Lichtquellen) bilden das Vitamin D unter der Haut. Ansonsten Fisch, Fischleber, Fleisch, Eier, Sommerbutter, Pilze.
Verluste: 1/3 beim Backen und Grillen, sonst stabil.

Vitamin E — Tocopherol
Tagesdosis: 10 — 12 mg
Bedeutung: Zellschutz durch Verhinderung nachteiliger Sauerstoffaktivität. Erleichterung der Fettsäureaufnahme aus dem Darm.

Quellen: Weizenkeime, Baumwollsamen, Sonnenblumenkerne, Distelsamen, Maiskeime, Nüsse und die daraus gewonnenen Öle. Truthahn, Eier, Fenchelgemüse, Grünkohl, Spinat, Erbsen, Sojabohnen, Avocados.
Verluste: 2/3 Verluste bei Bestrahlen mit Ionen, bei Hitzesterilisation von Fleisch, 1/2 Verluste bei Tiefkühlen (—18°) von Blattgemüse. Sonst stabil.

Vitamin K — Phyllochinon
Tagesdosis: 1,5 mg
Bedeutung: Regelt die normale Blutgerinnung

Quellen: Blattgemüse, Spinat, Kohlsorten, Hülsenfrüchte. Leber und Fleisch von Geflügel und Schlachttieren.
Verluste: 1/3 Verluste bei Bestrahlen mit Ionen und beim Tiefkühlen. Sonst stabil.

Vitamin B_1 — Thiamin
Tagesdosis: 1,5 mg
Bedeutung: Funktion des Nervensystems, Herzschlag, psychische und körperliche Widerstandskraft.

Quellen: Tierleber, Fleisch, Hefe, Algen, Körner, Kerne, Nüsse, Hülsenfrüchte, Edelkastanie, Artischocke, Schwarzwurzel, Topinambur, Fenchelgemüse, Kartoffeln.
Verluste: Starke Verluste durch Weißmehlzubereitung, 2/3 Verluste durch Verwendung von Natriumbikarbonat. Bis 1/2 Verluste durch Schmoren oder Kochen, tiefkühlunempfindlich und auch sonst relativ stabil.

Vitamin B_2 — Riboflavin
Tagesdosis: 1,5 mg
Bedeutung: allgemeine Widerstandskraft, Haut, Bindehaut

Quellen: Leber, Hefe, Eier, Milchprodukte, Fisch, grüne Blattgemüse, Erbsen, Pilze.
Verluste: 2/3 Verluste durch Verwendung von Natriumbikarbonat, bei Verwendung von hohen Dosen Ionen zur Bestrahlung, 1/2 Verlust beim Eindosen, sonst stabil.

Vitamin B_3 — Niacin
Tagesdosis: 16 mg
Bedeutung: Fördert den Stoffwechsel der energieliefernden Nährstoffe: Fette, Kohlenhydrate, Eiweißkörper. Haut- und Schleimhautschutz.

Quellen: Leber, Fleisch,Fisch, Muscheln, Hefe, Milchprodukte, Eier, Körner außer Mais, Hülsenfrüchte, Pilze.
Verluste: 2/3 Verluste bei hohen Dosen von Ionen zur Bestrahlung, 1/2 Verluste beim Kochen in viel Wasser. Sonst stabil.

Vitamin B_5 — Pantothensäure
Tagesdosis: 1,7 mg
Bedeutung: Förderung des Stoffwechsels von Fetten, Kohlenhydraten und Eiweißkörpern, Entgiftungsfunktion.

Quellen: In fast allen Nahrungsmitteln, insbesondere Tierleber und Ostseehering sowie Pilze.
Verluste: 2/3 beim Eindosen von Obst, wenn Säuren als Stabilisierungsmittel verwendet werden. 1/3 beim Kochen von Fleisch und Gemüse.

Vitamin B_6 — Pyridoxin
Tagesdosis: 2 mg
Bedeutung: Bildung von Vitamin B_3 aus dem Eiweiß Tryptophan. Blutbildung, Zähne und Zahnfleisch.

Quellen: Tierleber, Fleisch, Fisch, Hülsenfrüchte, Körner, Kerne, Kartoffel, Spinat, Sauerkraut, Bananen, Avocados.
Verluste: 2/3 Verluste durch Bestrahlung mit Ionen, 1/4 Verluste beim Eindosen von Gemüse, sonst stabil.

Vitamin B_{12} — Cobalamin
Tagesdosis: 2 Mikrogramm
Bedeutung: Bildung von roten Blutkörperchen im Knochenmark, Bildung von Zellkernmaterial, Wachstum, Widerstandskraft.

Quellen: alle tierischen Produkte; Mikroorganismen, deshalb enthalten Gärgemüse geringe Mengen an Vitamin B_{12}. Angereichert in manchen Handelsprodukten für Vegetarier.
Verluste: 1/3 Verluste beim Herstellen von Marinaden und Schmorbraten, durch Auswaschen in den Saft.

Vitamin B_c — Folsäure
Tagesdosis: 160 Mikrogramm
Bedeutung: Bildung und Reifung von roten Blutkörperchen. Aufbau des Zellkernmaterials.

Quellen: Spinat, Kohlsorten, rote Rüben (Bete), Fenchelkraut, Salatblätter, Tomaten, Hülsenfrüchte, Aubergine, Gurken, Tierleber, Schlachttierfleisch, Geflügel.
Verluste: 1/2 — 3/4 Verluste beim Kochen von Gemüse. Sonst relativ stabil.

Vitamin H — Biotin
Tagesdosis: 150 Mikrogramm
Bedeutung: Allgemeiner Wachstumsfaktor. Beteiligt an der Bildung des Vitamin K sowie der Fettsäuren.

Quellen: Tierleber, Fleisch, Milchprodukte, Blattgemüse, Bildung durch Darmbakterien.
Verluste: relativ stabil. Beim Eindosen von Blattgemüsen 1/3 — 3/4 Verluste.

Vitamin C — Ascorbinsäure
Tagesdosis: 45 mg
Bedeutung: Widerstand gegen Infekte, Wundheilung, Eisenstoffwechsel.

Quellen: Obst, Südfrüchte und Gemüsesorten. In tierischen Produkten in Milch, in frischer Leber und im Blut.
Verluste: 1/3 bis 2/3 Verluste durch Erhitzen über 100 Grad. Allmählicher Verlust durch Lagerung (10% pro Monat bei Kartoffeln, Rüben und Südfrüchten). Empfindlich gegen Sauerstoff, Säuren und Alkalien. Nur 10 — 20% Verluste beim Pasteurisieren.

Der Basenüberschuß in Gemüse, Obst, Beeren und Pilzen

Die Nahrungsmittel, die das Hauptanliegen dieses Buches sind, die Gemüsesorten, die Obstsorten, die Südfrüchte, die Beeren und die Pilze, sind alle basenüberschüssig.
Damit stehen sie im Gegensatz zu den säureüberschüssigen Nahrungsmitteln. Das sind die direkt tierischen Produkte wie Fleisch, Innereien, Fisch, Muscheln, Krabben, Schnecken usw., sowie die Eier. Säureüberschüssig sind aber auch bestimmte konzentrierte pflanzliche Nahrungsmittel: die Körner, die Kerne und die Samen.
Es gibt eine dritte Gruppe von Nahrungsmitteln, die mehr oder weniger in der Mitte stehen, weil sie praktisch neutral sind. Das sind die Milchprodukte. Alles, was hier flüssig ist, hat einen leichten Basenüberschuß: alle Trinkmilchsorten — Muttermilch, Kuh-, Ziegenmilch ebenso wie Sauermilch, Yoghurt, Sanoghurt, Kefir.
Am stärksten basenüberschüssig von den Milchsorten ist die Molke. Deshalb sind die meisten Hartkäsesorten geringfügig säureüberschüssig.
Die Nüsse schließlich, als letzte Nahrungsmittelgruppe, sind uneinheitlich. Einige sind basenüberschüssig: Haselnüsse, Mandeln, Kokosnüsse, Kastanien. Andere sind säureüberschüssig: Walnüsse, Paranüsse, Erdnüsse. Die beiden letztgenannten Gruppen: Milchprodukte und Nüsse, braucht man in Säure/Basen-Berechnungen nicht zu berücksichtigen. Die Milchprodukte, weil sie praktisch neutral sind; die Nüsse, weil die üblicherweise an einem Tag gegessenen Mengen zu gering sind, als daß sie ins Gewicht fallen könnten. Folgeprodukte verhalten sich in der Regel so wie das Ausgangsmaterial:
Brot, Gebäck, Zwieback, Teigwaren sind säureüberschüssig; ob Vollkorn oder Feinmehl, macht keinen großen Unterschied. Würste sind ebenso säureüberschüssig wie die Fleischsorten bzw. die sonstigen tierischen Materialien es sind, aus denen die Würste hergestellt werden. Zusätze wie Pöckelsalz sind neutral und verändern die Werte daher nicht. Auch Kochsalz ist neutral, Meeresvollsalz praktisch ebenso. Pflanzliche Gewürze allerdings sind deutlich basenüberschüssig und können, wenn in größeren Mengen beigegeben, den Säureüberschuß einer Wurst mindern.
Fette und Öle sind praktisch neutral. Schweineschmalz und Butter weisen einen geringen Säureüberschuß auf, den man vernachlässigen kann. Kernöle wie Sonnenblumenöl und Fruchtöle wie Olivenöl sind ausgeglichen.
Die Getränke schließlich verhalten sich unterschiedlich. An sich sind die meisten basenüberschüssig (Kaffee, Bier, Most, Wein, Cola) oder neutral

(Rum, Branntwein, Whisky). Alkoholische Getränke jedoch können, da sie über die Milchsäure abgebaut werden, im Körper einen akuten Säureüberschuß hinterlassen.

Ob ein Nahrungsmittel säure- oder basenüberschüssig ist, hängt in erster Linie von der Verteilung seiner Mineralstoffe ab. Wenn die metallischen Mineralien wie Natrium, Kalium, Calcium, Magnesium usw. überwiegen, dann ist das Nahrungsmittel basenüberschüssig. Wenn die nichtmetallischen Mineralien wie Phosphor, Chlor usw. überwiegen, ist das Nahrungsmittel säureüberschüssig.

Fruchtsäuren wie die Citronensäure, die Apfelsäure, die Weinsäure, die Fumarsäure oder die Bernsteinsäure zählen zwar zu den organischen Säuren und schmecken meist auch sauer, im Körper aber hinterlassen sie nach ihrer Verarbeitung einen Basenüberschuß, weil das Kohlendioxyd nach der Verbrennung der Fruchtsäure abgeatmet wird und dabei die Base überbleibt, das heißt, der im Körper verbleibende Rest ist basisch.

Die verschiedenen Nahrungsmittel sind verschieden stark säure- oder basenüberschüssig. Ausgedrückt wird der jeweilige Überschuß in Milliliter Normalsäure oder Normalbase pro 100 g Nahrungsmittel. Am Beispiel der Kartoffel erklärt: Sie hat 9 Milliliter Normalbase Überschuß in 100 g eßbarem Anteil, oder umgekehrt ausgedrückt: man braucht 9 Milliliter Normalsäure, um den Basenüberschuß zu neutralisieren. Soviel Säure aber binden diese 100 g Kartoffel auch in unserem Körper. 100 g Reis oder 70 g Fleisch haben jeweils 9 Milliliter Säureüberschuß. Folgende Kombinationen also wären insgesamt neutral:

100 g Reis + 100 g Kartoffel

70 g Fleisch + 100 g Kartoffel

oder

100 g Fleisch + 100 g Möhren.

Da Möhren stärker basisch sind als Kartoffeln, neutralisieren sie auch mehr Fleisch.

Man orientiert sich am besten an folgender Tabelle:

Basenüberschuß ml in 100 g		Säureüberschuß ml in 100 g	
Wurzeln, Rüben	9—14	Fleisch, Fisch	12—16
Kartoffeln	9	Eier	11
Rettiche	5—8	Weizen, Roggen, Hafer, Gerste	12
alle anderen Gemüse, Beeren, Pilze	3—7	Reis, Mais, Hirse, Buchweizen	9
Obst und Südfrüchte	3—6	Brot, Teigwaren	5—9
Milchsorten	1—3	Käsesorten	1—3

Die Zahl hinter den Nahrungsmitteln sagt aus, wie hoch der jeweilige Überschuß in einem Nahrungsmittel ist.

Es gibt nun die Vorstellung, daß die tägliche Nahrung des Menschen insgesamt basenüberschüssig sein sollte. Schon Dr. Heinrich Lahmann, der als Gründer des wohl berühmtesten naturmedizinischen Sanatoriums (Weißer Hirsch, Dresden) an weit über 10.000 Patienten Erfahrungen sammeln konnte, kannte die Vorteile einer auf Basenüberschuß ausgerichteten Ernährung. Der Ernährungsphysiologe Ragnar Berg, Mitarbeiter Lahmanns, präzisierte die Gedankengänge. Seine wichtigsten Aussagen: „Bei basenreicher Ernährung wird die Schlackenbildung durch bessere Verbrennung vermindert, die Schlackenausfuhr wird erleichtert.“ „Bei säurereicher Ernährung erfolgt die Ausnutzung der Nährstoffe unter Schlackenbildung und unter Verminderung der Möglichkeit zur Ausfuhr der Schlacken.“

Eine seiner Beobachtungen verdient besonderes Interesse: Wenn man lange Zeit übersäuert gegessen hat und somit sich Schlacken angesammelt haben, welche, gebunden an Eiweißbruchstücke, in den Deponien unseres Körpers liegen, in Bindegewebe, Knochen, Knorpeln usw., dann werden diese Schlacken, führt man nun eine besonders basenreiche Kost zu (und vermindert zugleich den Eiweißgehalt der Nahrung), „massenhaft mit dem Harn ausgeschwemmt und der Organismus dadurch gereinigt.“

Darauf beruhen die basen-betonten Kuren wie die Ring-Basenkost.
Die stärksten Basenkuren, die es geben kann, sind naturgemäß die Gemüsesaftkuren. 1 1/2 Liter Möhren/Karottensaft haben fast 200 Milliliter Basenüberschuß! Auch Kuren mit Obstsaft und mit Beerensaft stehen nicht weit nach. In 1 1/2 Litern — der durchschnittlichen Tagesmenge bei Kuren — sind zwischen 50 und 120 Milliliter Basenüberschuß in jedem Fall vorhanden.

Ragnar Berg hat sich auch über die Größe des in einer täglichen Ernährung wünschenswerten Basenüberschusses Gedanken gemacht: Wenn man bestehende Schlacken entfernen will, dann sollen es 40 Milliliter sein. Bei 25 Milliliter etwa ist man im Gleichgewicht — es entstehen keine sauren Schlacken, eine besondere Ausscheidungsfunktion aber ist auch nicht vorhanden.

Das alles läßt sich spielend in die Praxis umsetzen. Heute sogar leichter als zu Zeiten Bergs. Dieser nämlich zählte die Knospengemüse (Spargelspitzen, Artischocken, Rosenkohl, Hopfengemüse u.a.) sowie die Preiselbeeren zu den Nahrungsmitteln mit Säureüberschuß. Nach neueren Untersuchungen sind auch sie basenüberschüssig, wie alle Pflanzen mit Ausnahme der Körner, Kerne, Samen und einiger Nüsse. Wirklich abgelten muß man also nur diese letztere Gruppe und die direkt tierischen Nahrungsmittel Fleisch, Fisch, Eier usw.

Für die Erstellung eines Tagesplanes teilt man die Nahrungsmittel gedanklich in drei Gruppen:

1. Die Nahrungsmittel mit Basenüberschuß: *alle* Gemüse-, Obst-, Südfrüchte-, tropische Früchte-, Beeren- und Pilzsorten. *Alle* pflanzlichen Gewürze.

2. Die Nahrungsmittel mit Säureüberschuß: *alle* Fleisch-, Wild-, Geflügel-, Fisch-, Weichtier-, Krustentier- und Muschelsorten.

3. Die neutralen Nahrungsmittel: Milch und Milchprodukte, Fette, Öle, Zucker*), Salz; auch die Nüsse werden hierher gezählt.

Daraus ergeben sich zwei Blöcke, die aufeinander abgestimmt sein sollen, und ein Block, der nicht eingerechnet werden muß:

3 Gewichtsanteile basisch		1 Gewichtsanteil sauer
Gemüse (Wurzeln, Knollen, Rüben, Früchte, Hülsenfrüchte, Sprossen, Kohlsorten, Blätter usw.) Obst, Südfrüchte, tropische Früchte, Beeren, Pilze, pflanzliche Gewürze	:	Fleisch, Wild, Geflügel, Fisch, Weichtiere, Krustentiere, usw. Körner (Brot, Gebäck, Teigwaren), Kerne, Samen

neutral
Milch, Quark (Topfen), Käse, Molke, Yoghurt, Butter usw. Nüsse, Fette, Öle, weißer Zucker, Salz

Wenn man die beiden ersten Blöcke als Waagschalen betrachtet, dann ergibt sich als einfache Faustregel: Bei normalkalorischer Ernährung sollte der Block 1 mit den basischen Nahrungsmitteln etwa 3mal so schwer sein wie Block 2 mit den sauren Nahrungsmitteln. Gemeint ist das Gewicht des eßbaren Anteils — Frischgewicht bzw. Marktgewicht. Man kann die Gewichte ruhig großzügig bemessen, sozusagen über den Daumen peilen — die Fehler gelten einander ab, und überexakt sollte man — als Gesunder — in Ernährungsfragen ohnedies nicht vorgehen.

Nehmen wir als erstes Beispiel eine Gesamtnahrungsmenge von 1200 Gramm im Tag an (Milchprodukte und die übrigen neutralen Nahrungsmittel des Blockes 3 nicht eingerechnet).

*) Weißer Zucker. Rohzuckermelasse, Birnendicksaft sind stark, Ahornsirup und Honig schwach basenüberschüssig bis neutral.

Dann verteilt sich das Material beim 3:1-Verhältnis folgendermaßen auf:

900 g Gemüse + Obst usw. = ca. 60 ml Basenüberschuß
300 g Körner + Fleisch usw. = ca. 20 ml Säureüberschuß

1200 g Nahrung = ca. 40 ml Basenüberschuß

Als Durchschnittswerte sind hier knapp 7 ml Basen- bzw. Säureüberschuß pro 100 g Nahrungsmittel gewählt.
1200 g Nahrung dieser Art bringen ca. 1000 bis maximal 1500 Kalorien. Den Rest holt man sich aus der neutralen Gruppe: Milch und Milchprodukte, die ebenso wie die Fette, Öle, Salz, Zucker usw. den Basenwert nicht mehr verändern, nur die Kalorien auf ein tagesübliches Maß aufwerten.
Bei größeren Energiemengen = Kalorienmengen, wie sie ein aktiver Sportler oder ein Schwerarbeiter benötigt, verschiebt sich das Verhältnis. Man kann mehr von den konzentrierten Nahrungsmitteln im Verhältnis essen (braucht sie auch) und hat trotzdem den ausreichenden Basenüberschuß:

1200 g Gemüse + Obst usw. = ca. 80 ml Basenüberschuß
600 g Körner + Fleisch usw. = ca. 40 ml Säureüberschuß

1800 g Nahrung = ca. 40 ml Basenüberschuß

Das Gewichtsverhältnis ist jetzt 2:1 zugunsten der Basenträger. Trotzdem kommt es zum 40 Milliliter-Basenüberschuß. Die Kalorien betragen jetzt gute 2000, mit dem neutralen Rest kommt man auf über 3000 — das ist die Menge für den körperlich Aktiven.
Der Schwerstarbeiter schließlich nimmt 1600 g Gemüse + Obst auf 1000 g Körner + Fleisch, und hat immer noch seine 40 ml Basenüberschuß — bei insgesamt 4500 Kalorien*).
In unserer Zeit kommt es (zum Glück) vor, daß man sich nicht immer an die beschriebenen Verhältnisse hält, sondern daß man einmal einen ganzen Tag lang nichts als Braten, Fischgerichte und Mehlspeisen ißt. Bei einer Hochzeit zum Beispiel, zu der man geladen ist. Da wurde zu allen Zeiten schon aufgetischt, so gut es ging. Hier ergeben sich jedoch beachtliche Säureüberschüsse. Viel an tierischen Nahrungsmitteln bedeutet überdies viel an harnsäurebildenden Stoffen, die man sich zuführt. Diese bilden im

*) Man kann auch so rechnen: Wenn man etwa 600 g an Gemüse und Obst täglich mehr ißt als an Körnern und Fleisch (Fisch, Eier), so hat man einen Basenüberschuß von etwa 40 ml, da 100 g Gemüse und Obst im Durchschnitt 7 ml Basenüberschuß aufweisen.

übersäuerten Stoffwechsel schneller ihre Kristalle. Der Alkohol, der unter anderem die Ausscheidung der Harnsäure durch die Nieren hemmt, tut das Übrige. So hat schon so mancher Teilnehmer am Hochzeitsfest in der Nacht darauf seinen ersten Gichtanfall erlitten.

Hier erweisen sich die Säfte vor allem der Gemüsesorten als ideale Balancemittel. Bevor man schlafen geht, schätzt man den Säureüberschuß beiläufig ab.

Ein Beispiel für ein Hochzeitsmahl:

600 g Fleisch, Fisch, Eier = ca. 80 ml Säureüberschuß
500 g Körner (Gebäck, Knödel, Mehlspeisen) = ca. 30 ml Säureüberschuß
600 g Gemüse + Obst = ca. 40 ml Basenüberschuß

1700 g = ca. 70 ml Säureüberschuß

Mit *Gemüse- (Obst- und Beeren)-Säften* deckt man diesen Säureüberschuß leicht wieder ab. Ein Liter Möhren/Karotten- oder Rote Bete/Rübensaft enthalten über 120 ml Basen; mit etwas mehr als dem halben Liter also hat man den Säureüberschuß neutralisiert, der Rest schafft den Basenüberschuß und trägt zugleich zur Ausschwemmung von Festtagsschlacken bei. Man trinkt den Liter Gemüsesaft am besten langsam, Glas für Glas, zum Ausklang des Festes. Die Wahrscheinlichkeit eines nächtlichen Gichtanfalles ist dann doch bedeutend geringer geworden.
Auch der Reisende, der regelmäßig im Restaurant speist, läuft Gefahr, ständig an der Grenze zum Säureüberschuß zu leben. Weil die Angebote mehr auf Fleisch, Fisch und Süßspeisen ausgerichtet sind und weil der Reisende selbst der Gemüse- und Obstbeilage weniger Aufmerksamkeit schenkt als dem tierischen Hauptgericht. Auf diese Weise kommt nur schwer ein 3:1 Verhältnis zugunsten der Basen zustande.

Auch hier kann man mit Gemüse-, Obst- und Beerensäften am einfachsten, zweckdienlichsten und den Magen am wenigsten belastend kompensieren. Natürlich empfiehlt es sich, im Restaurant wenigstens die Beilage basisch zu wählen. Also nicht den säureüberschüssigen Reis, den Knödel oder die Teigwaren zum säureüberschüssigen Braten. Sondern die Kartoffeln, die Kohlsprossen, grünen Bohnen/Fisolen, Möhren/Karotten und vor allem auch die Salate, welche alle basenüberschüssig sind. Aber — und hier macht der Autor keine Ausnahme —, manchmal schmeckt es einem einfach anders besser. Dann bewähren sich die Säfte, die als natürliches

Nahrungsmittel das Gleichgewicht wieder herstellen. Da die Gesetzgebung bei Säften sehr streng ist, hat auch Handelsware praktisch Frischqualität.*)

Die *Basenverluste* beim Verarbeiten der pflanzlichen Nahrungsmittel sind unterschiedlich. Am größten sind sie beim langen Kochen in viel Wasser. Die Mineralstoffe werden dann mehr oder weniger stark in das Kochwasser ausgeschwemmt. Blattgemüse und Kohlgemüse sind hier besonders empfindlich.

Ein Beispiel:

Wenn man 500 g zerschnittene Kohlblätter in einem Liter Wasser eine Stunde lang in einem Topf ohne Deckel kocht, dann beträgt der Mineralstoffverlust insgesamt 50%! Der Basenverlust ist nicht ganz so hoch, da ja auch saure Mineralien mitausgeschwemmt werden. Als Nahrungsmittel sind diese Kohlblätter natürlich minderwertig geworden.

Ein zweites Beispiel: Wenn man Grüne Paprikaschoten in drei Teile zerteilt und 60 Minuten lang backen läßt, dann ist der Verlust 4%. Wenn man die Teile aber 5 Minuten verkocht und dann 40 Minuten lang backen läßt, sind die Verluste 23%.

Wenn also zugesetztes Wasser bei der Verarbeitung eine größere Rolle spielt — Kochen, langes Auswaschen —, dann treten auch größere Verluste auf. Man sollte also mit möglichst wenig Wasser arbeiten, denn alle Mineralstoffe sind wasserlöslich.

Dabei spielt natürlich eine Rolle, wie unversehrt und zusatzfrei ein Nahrungsmittel verkocht wird. Als Beispiel:

a) Kartoffel mit Schale, 40 Minuten zugedeckt gekocht — Verlust 2%
b) Kartoffel ganz, aber geschält, 40 Minuten zugedeckt gekocht — Verlust 16%
c) Kartoffel geviertelt, geschält, 23 Minuten zugedeckt gekocht — Verlust 22%
d) Kartoffel geviertelt, geschält, 23 Minuten unter Zugabe von Kochsalz gekocht — Verlust 31%
e) Kartoffel geviertelt, geschält, 8 Minuten im Dampfdruckkochtopf gekocht — Verlust 8%.

Was also die Mineralstoffe und damit die Basenwerte anbetrifft, sind das Kochen mit der vor Verlusten bewahrenden Schale und der (vielgeschmäh-

*) Es gilt für die Bezeichnung „Frucht*saft*", „Gemüse*saft*" usw., daß er aus frischem, nicht angegorenem reifen Material gewonnen sein muß, daß er nicht chemisch konserviert sein und keinen Zusatz von Zucker oder Wasser haben darf. Wenn ein Saft, etwa ein Zitronensaft, zur Hebung des Geschmackes nachgezuckert ist, dann muß das auf der Packung vermerkt sein.

te) Dampfdrucktopf die weitaus günstigsten Methoden. Kochsalzzugaben bewirkten größere Verluste. Am günstigsten sind Methoden, die Verluste erst gar nicht entstehen lassen. Zum Beispiel das Braten oder Grillen der Kartoffel in der schützenden Alufolie. Ob geschält und geviertelt oder ungeschält — hier sind die Verluste praktisch null Prozent.

Keine nennenswerten Basenverluste treten beim Tiefkühlen auf. Erst während des Auftauprozesses können geringe und während der weiteren Verarbeitung auch größere Verluste entstehen. Als solches ist das Tiefkühlverfahren ausgesprochen wertschonend.

Gemüse- und Obstkonserven haben Mineralstoffverluste von 0 — 59%, je nach Methode. Dosen mit Zuckerzusatz oder mit Sirup haben die größeren Verluste.

Was die für den Basenüberschuß hauptverantwortlichen Mineralien anbetrifft, so sind generell das Kochen in viel Wasser und das Schmoren in Saft am verlustreichsten. Diese beiden Küchentechniken sollte man überdenken.

Grundprinzipien der Ernährung

Für eine sinnvolle tägliche Ernährung gelten folgende Grundsätze:
1. Die Ernährung soll alle notwendigen energieliefernden sowie nicht energieliefernden Nährstoffe enthalten.

a) Energieliefernde Nährstoffe:
- Die Kohlenhydrate
- Die Fette
- Die Eiweißkörper

Ihr Energiewert wird in Kalorien oder in Joules gemessen.

b) Nicht energieliefernde Nährstoffe:
- Die Mineralstoffe
- Die Spurenelemente
- Die Vitamine
- Die Faserstoffe
- Das Wasser

Ihr Bedarf wird in Gewichtseinheiten gemessen. Er reicht von zwei Liter (Kilogramm) bei Wasser bis zu hunderttausendstel Gramm-Mengen bei den Spurenelementen Chrom, Molybdän und Jod.
Wenn alle Nährstoffe dem jeweiligen Bedarf entsprechend vorhanden sind, dann ermöglichen sie dem Organismus das Aufrechterhalten von Leistung und Widerstandskraft auf dem höchsten Niveau.
Ein Zuwenig ebenso wie ein Zuviel eines oder mehrerer Nährstoffe bereitet dem Organismus Probleme von mehr oder weniger dringlicher Art. Er kann sich anpassen und im Bedarfsfall Sparmaßnahmen setzen, die Wiederverwertung bestimmter Materialien steigern, die Ausnutzbarkeit der Nahrung erhöhen und die Ausscheidung von Nutzstoffen drosseln. Er kann auch, im gegensätzlichen Fall, Depots anlegen, um auf diese Weise den Überfluß für's erste zu neutralisieren. Auch kann der Organismus in Mangelzeiten seinen Gesamtverschleiß verringern. Er verringert den zur Erhaltung des täglichen Lebens notwendigen Energieumsatz, um mit weniger auszukommen. Deshalb nimmt auch der Übergewichtige ab der zweiten und dritten Woche einer Fasten- oder Hungerperiode nicht mehr soviel ab wie am Anfang. Bei Mangel an bestimmten Stoffen kann der Organismus auch den speziellen Verschleiß auf jene Mengen herabsetzen, die gerade noch den Ausbruch der entsprechenden Mangelkrankheit verhindert. Wenn zum Beispiel das Vitamin C in der Nahrung fehlt, greift der Körper seine Speicher an, reduziert aber zugleich den Verbrauch bis auf ein Fünf-

tel des sonst Üblichen; das ist jene Menge (10 mg Vitamin C im Tag), welche die Vitamin-C-Mangelkrankheit Skorbut gerade noch bannt. Für allfällige andere Belastungen aber, um Infektionserreger abwehren zu helfen oder um besondere Leistungen zu ermöglichen, ist diese Vitamin-C-Menge zu wenig.
Der Organismus verfügt also über eine ganze Reihe von bewundernswerten Schaltungen, um auch länger dauernde Fehl- oder Mangelernährung verschiedenster Art auszugleichen; ab einem gewissen Punkt jedoch erfolgt der Zusammenbruch, oder aber es sind Schäden gesetzt, die man nur mehr schwer oder überhaupt nicht bereinigen kann.

2. Eine sinnvolle tägliche Ernährung soll uns darüber hinaus auch mit jenen Stoffen versorgen, die eine Schutz- oder Heilwirkung enthalten und das Auftreten bzw. Ausbreiten von bestimmten häufigen Erkrankungen verhindern. Das sind jene Heilstoffe in Nahrungsmitteln, mit denen sich der erste Teil dieses Buches beschäftigt. Sie greifen fördernd in die körpereigenen Regulationsmechanismen ein, wie der Anti-Ulkus-Faktor der Kohlsorten, welcher vor Geschwürleiden schützt, oder das Cynarin der Artischocke, welches vor Leberschäden und vor überhöhten Blutfetten bewahrt. Oder sie wirken antibakteriell, wie die Farbstoffe mancher pflanzlicher Nahrungsmittel.
Während man bei den energieliefernden und den nicht energieliefernden Nährstoffen heute bereits über ein solides Wissen verfügt — sicher wird es noch einiges an Korrekturen geben, aber das Wissensgebiet scheint abgesteckt —, darf bei den krankheitsverhindernden Schutzstoffen noch manche Überraschung erwartet werden. Die Erforschung von Heilstoffen in Nahrungsmitteln ist erst angelaufen. Es kann sein, daß das eine oder andere pflanzliche oder auch tierische Produkt noch eine besondere Bedeutung erlangt. Ebenso kann sein, daß man die eine oder andere Zubereitungsform überdenken wird müssen. Wie das bei den Kohlsorten notwendig war, da deren Anti-Ulkus-Faktor beim Kochen seine Wirksamkeit verliert.

3. Ein weiterer Punkt, der bei der Erstellung einer sinnvollen täglichen Ernährung eine Rolle spielen sollte, ist die Frage nach der Schadstoffbelastung. Schadstoffreiheit ist heute ein wichtiger Umstand bei der Beurteilung der ernährungsphysiologischen Qualität eines Nahrungsmittels geworden.
In erster Linie sind hier die sechs „toxischen Elemente" Antimon, Arsen, Blei, Cadmium, Quecksilber und Thallium zu werten, aber auch andere Stoffe, wie Hormone oder Antibiotika, sorgen immer wieder für Schlag-

zeilen. Zum Glück ist ein allgemein steigendes Umweltbewußtsein deutlich merkbar; der Gesetzgeber nimmt seine Arbeit offenbar ernst, und Verstöße gegen die Lebensmittelgesetze werden (zumindest in der öffentlichen Meinung) immer härter angeprangert. Noch hat uns der Schaden nicht wirklich überrollt — das Umdenken hat gerade noch rechtzeitig eingesetzt, und so darf man für die Zukunft optimistisch sein.
Es gibt weiters Zusatzstoffe, die Nahrungsmitteln beigefügt werden dürfen, weil sie zumindest bis zu einem jeweils bestimmten Grenzwert als unbedenklich angesehen werden. Verschönernde Farbstoffe, Stabilisierungsmittel wie Konservierungsstoffe, Antioxidantien oder Geliermittel sowie Aromastoffe sind die wichtigsten. Auch Salz und Zucker sowie Kulturen von Mikroorganismen (zum Beispiel für die Herstellung von Yoghurt) gehören zu den Zusatzstoffen.
Die meisten Zusatzstoffe müssen auf der Lebensmittelpackung vermerkt sein, entweder mit ihrer genauen Substanzbezeichnung oder in Form ihrer E-Nummer. Das ist die Code-Zahl, auf die man sich innerhalb der Europäischen Gemeinschaft geeinigt hat. Eine gewisse Übersicht gibt die „Hunderter-Zahl“:
E 100 — E 199: Farbstoffe
E 200 — E 299: Konservierungsstoffe
E 300 — E 399: Antioxidantien
E 400 — E 499: Verdickungs- und Geliermittel, Stabilisatoren

Wenn die hundert Zahlen aufgebraucht sind, dann geht es mit der vorgesetzten 1 weiter: So hat Stärke als Verdickungszusatz die Nummer E 1404. Sehr viele der Zusatzstoffe sind tatsächlich für praktisch jedermann harmlos. Bei den Farbstoffen zum Beispiel E 101 = Vitamin B_2 oder E 162 = Betanin, der Farbstoff der Roten Bete, den wir sogar als Heilstoff kennen (Seite 15). Von anderen aber sind, wenn auch nur vereinzelt, Wirkungen im Sinne von Überempfindlichkeits- oder allergischen Reaktionen bekannt geworden. Beispiele dafür sind das E 102 = Tartrazin oder das E 127 = Erythrosin. Man darf erwarten, daß die zuständige Behörde einen Zusatzstoff, von dem gehäuft Nachteiliges gemeldet wird, aus der Liste nimmt. Deshalb muß man Unverträglichkeiten, die möglicherweise auf erlaubte Zusatzstoffe zurückzuführen sind, auch melden. Ohne Hysterie, aber auch ohne die Angst, von vorneweg als hysterisch abgestempelt zu werden.

4. Der ernährungsphysiologische Wert von Nahrungsmitteln hängt schließlich von bestimmten weiteren Faktoren ab: Vom Grad der Naturbelassenheit, von industriellen Zerteilungsverfahren (Vollmehl — Weißmehl, Zukkerrübe — Zucker, von der Verschiedenheit der Hitzeverfahren bei der

Haltbarkeitsmachung, von Kühl- und Tiefkühlverfahren, von der richtigen Lagerung und schließlich von den Zubereitungsmethoden wie Backen, Braten, Dünsten, Kochen oder Schmoren. Daß die schonendste Zubereitung am ehesten werterhaltend ist, gilt als selbstverständliche Faustregel.

Im allgemeinen kann man festhalten, daß das *Tiefkühlverfahren* zur Haltbarkeitsmachung nur geringe Verluste fordert, allenfalls beim Vitamin E und bei der Pantothensäure (Vitamin B_5). Ansonsten scheint Tiefkühlen neben der *Milchsäurevergärung* die schonendste Konservierung zu sein (Gemüse, Obst, Beeren, Fleisch und Fisch). Sehr schonend sind auch die *Pasteurisierung* und die *Ultrahocherhitzung* (UHT) bei Milch. Lediglich 10 — 25% des Vitamin C sowie 10% der Vitamine E, B_1, Pantothensäure und Folsäure gehen verlustig. Bei der *Sterilisation* der Milch in Flaschen treten viel höhere Verluste auf.
Groß sind auch die Verluste bei der *Bestrahlung* von Nahrungsmitteln mit Ionen, ebenso bei der Herstellung von *Dosenware.*
Deshalb sind in der folgenden Aufstellung die Tiefkühlware, die pasteurisierte und die ultrahocherhitzte Milch in die Güteklasse I gereiht, die mit Ionen bestrahlten Nahrungsmitteln, Dosenware und sterilisierte Milch aber in die Güteklasse II. Hier haben die Verluste an bestimmten, den ernährungsphysiologischen Wert eines Nahrungsmittels ausmachenden Stoffe doch schon ein Ausmaß angenommen, daß man von einem deutlich geminderten Gehalt sprechen muß. Allzu gering schätzen darf man die in der Güteklasse II genannten Nahrungsmittel aber auch nicht. In Mangel- oder Hungerzeiten kennt man ihren Wert sehr wohl. Überflußzeiten wieder sind gerade dadurch ausgezeichnet, daß man wählen kann. Man wird sich, wenn die Wahl schon gegeben ist, für das ernährungsphysiologisch wertvollere entscheiden.

Güteklasse I

Nahrungsmittel, welche die bevorzugte Basis der täglichen Ernährung bilden sollten (a), und solche, die man im erweiternden oder ergänzenden Sinn gebrauchen kann (b).

1. Als Fettlieferanten

a) Kerne, Keime, Samen und Nüsse bzw. die daraus schonend gewonnenen Öle mit hohem Polyensäuregehalt (= mehrfach gesättigte Fettsäuren, „Linolsäure“). Hochwertige Fruchtöle wie Olivenöl extra vergine.

b) Butter, rohes Schweineschmalz und Gänsefett in begrenzter Menge. Hochwertige Margarinesorten mit mindestens 50% Anteil an naturbelassenen Kern-, Keim-, Samenölen.

2. Als Kohlenhydratlieferanten

a) Getreidekörner, Vollmehle (Weizen Typ 1700, Roggen Typ 1800), Vollkornbrote und -gebäck.

Frischgemüse, Frischobst, Beeren, Pilze, Gärgemüse, reine Säfte von Gemüse, Obst und Beeren.

Melasse, unerhitzter fermenthaltiger Bienenhonig in begrenzter Menge.

b) Halbmehle (Weizen Typ 812, Roggen Typ 1150), Weizen und Roggenmischbrote, halbpolierter Reis. Tiefkühlgemüse, Tiefkühlobst, Tiefkühlbeeren.

3. Als Eiweißlieferanten

a) Frischmilch und Frischmilchprodukte (Vorzugsmilch, pasteurisierte Milch, UHT-Milch, Sauermilch, Quark, Käse)

Frischfleisch, Frischfisch, Frischeier, frische Tierleber.

b) Tiefkühlfleisch, -geflügel, -fisch, -leber.

Güteklasse II

Nahrungsmittel, welche tunlichst eingeschränkt oder gänzlich gemieden werden sollten

1. Als Fettlieferanten

Backfette, Tafelmargarine, stärker raffinierte und vollraffinierte Öle und Fette.

2. Als Kohlenhydratlieferanten

Fein- und Feinstmehle (Weizen Typ 405, Roggen Typ 815). Stärkemehl (Kartoffel, Mais), vollpolierter Reis. Raffinierter Zucker (weißer Zucker, Traubenzucker, Fruchtzucker), Kunsthonig.

Gemüse- und Obstkonserven, ionenbestrahltes Gemüse und Obst.

3. Als Eiweißlieferanten

Sterilisierte Milch, ionenbestrahlte Milch, Kondensmilch, Trockenmilch, Fleisch- und Fischkonserven.

Die Abhängigkeit einer klaglosen Nährstoffversorgung vom täglichen Kalorienverbrauch

Man kann sich nun Gedanken machen darüber, wie eine auch auf lange Sicht brauchbare Ernährung zusammengestellt sein müßte, um alle oben genannten Punkte zu erfüllen und uns mit wirklich allen notwendigen Nährstoffen zu versorgen.
Wenn man grundsätzlich unter allen Nahrungsmitteln, die der Markt anbietet, wählen kann, und, wenn man (das ist der zweite Punkt!) durch körperliche Arbeit oder sportliche Tätigkeit einen entsprechend gesteigerten Energie-Umsatz hat, dann gibt es kaum Schwierigkeiten.
Es ist kein Problem, in den 3000 — 5000 Kalorien Nahrung, die ein Schwerarbeiter oder ein aktiver Sportler täglich verschleißt, alle notwendigen Spurenelemente, Mineralstoffe und Vitamine unterzubringen; bei dieser Größenordnung braucht man nur einigermaßen nach Gefühl zu essen, und man ist vor Mangelschäden gefeit. Auch vor Übergewicht, solange man den Mehrumsatz abarbeitet. Der Mehrumsatz ist zugleich ein Garant gegen Mangel, so paradox es klingt.
Eine Sekretärin dagegen, die sich mit 2000 Kalorien und weniger begnügen muß, weil sie sonst dick wird, kann in Schwierigkeiten kommen. Denn in *irgendeiner* Kostform mit 2000 Kalorien sind die tagesnotwendigen Kupfer- oder Eisenmengen noch lange nicht enthalten. Die Sekretärin darf (leider) nicht mehr auf gut Glück oder nach Gefühl und Neigung essen, was ihr so unter die Finger kommt — sie muß ein wenig nachdenken, wie man das oder jenes in 2000 Kalorien Nahrungsmitteln unterbringt. Schließlich will auch sie eine faltenfreie Haut und feste Knochen haben, ohne zugleich übergewichtig zu werden. Das liegt daran, daß der Schwerarbeiter mit dem doppelten Umsatz zwar doppelt so viel Kalorien = energieliefernde Nährstoffe benötigt, sein Kupfer- oder Eisenverschleiß aber erhöht sich zugleich nicht auf das doppelte, sondern steigt geringer an, um nur zehn oder zwanzig Prozent.

Es haben von der WHO in Auftrag gegebene Untersuchungen auch tatsächlich gezeigt, daß auffallend viele Frauen (aber natürlich auch Männer) sogar in den reichsten Wohlstandsländern wie Kanada, USA oder Schweden unter speziellen Mangelbedingungen leben — bei den nicht energieliefernden Nährstoffen wie den Spurenelementen Eisen, Kupfer oder manchen Vitaminen: obwohl sie ausreichend Nahrungsmittel zur Verfügung haben und sich diese auch leisten können. Ganz einfach, weil sie sich beim Essen beschränken müssen, um die Figur zu halten.

Es ist ein eigentümlicher Umstand: Durch die zunehmende Verschiebung von körperlicher zu geistiger Arbeit zu Zwecken des Broterwerbes braucht der einzelne weniger. Der durchschnittliche Kalorien-/= Energiebedarf pro Tag sinkt. Die gleiche Ernte also (alle Nahrungsmittel zusammengezählt) könnte mehr Menschen ernähren. Doch jetzt zeigt sich, daß Ernährung auf niedrigem Kalorienniveau nicht unbedingt komplikationsfrei ist. 2000 Kalorien Hausmannkost ist und bleibt die Hälfte von 4000 Kalorien Hausmannkost. Bei 4000 Kalorien aber ist die notwendige Zufuhr an nicht energieliefernden Nährstoffen praktisch mit Sicherheit gedeckt (so dumm kann man Hausmannskost nicht zubereiten, daß es sich nicht ausgeht), bei 2000 Kalorien dagegen ist es sehr fraglich, ob in diesem Nahrungsgemisch wirklich alles enthalten ist. Der Eisengehalt der meisten in Schweden üblichen Kostformen beträgt 5 Milligramm pro 1000 Kalorien, in Finnland sind es 6 Milligramm, in den USA knappe 7 Milligramm. Viele Frauen im Reifealter aber brauchen 20 Milligramm pro Tag, um ihren Eisenstoffwechsel problemlos und ohne belastende Sparschaltungen bewältigen zu können. Unter 3000 Kalorien im Tag ist, bei landesüblicher Kost, weder in Schweden, noch in Finnland oder den USA eine klaglose Eisenversorgung gewährleistet. Die Sekretärin mit ihren 2000 Kalorien muß geradezu in den Mangel schlittern oder aber mit Hilfe von besonderer Ausnutzung der eisenhältigen Nahrungsmittel bzw. speziellen Sparmaßnahmen, die ihr Organismus ergreift, das Ärgste verhindern. Solche Schaltungen gehen auf Kosten der gesamten Regulationskraft des Körpers. Es ist also besser, wenn man sie nicht beanspruchen muß.

Der natürlichste Ausweg aus diesem Dilemma ist die Anhebung des Energie-Umsatzes — durch regelmäßigen Freizeit-Sport oder durch sonstige körperliche Betätigung — von 2000 auf 3000 Kalorien. Dann erledigen sich viele Probleme von selbst. Man kann, wenn man körperlich vermehrt tätig ist, auch mehr essen, ohne gleich dick zu werden. Automatisch führt man bei Beibehaltung der gewohnten Ernährung (= Hausmannskost) mehr Eisen, Kupfer usw. zu, verschleißt aber die Mehrzufuhr durch die Mehraktivität bei weitem nicht zur Gänze. So bleibt einiges für die Gesundheit. Bis nach dem Ersten Weltkrieg gab es eine besondere Form von Eisenmangel: die Chlorose der jungen Mädchen bzw. die Spätchlorose der verheirateten Frauen. Als in den dreißiger Jahren der vermehrte Breitensport einsetzte, verschwand diese Krankheit fast von der Bildfläche. Und auch der Steinzeitmensch kam gewiß nicht mit dem Energie-Umsatz des heutigen Geistesarbeiters, der sich körperlich kaum betätigt, aus. Dazu mußte er täglich zu große Wegstrecken zurücklegen und Muskelenergie verbrauchen. Auf den Verschleiß dieser Steinzeitmenschen aber sind wir programmiert, und nicht auf den des Geistesarbeiters von heute. Das ist zu überdenken.

Auf jeden Fall also schützt körperliche Tätigkeit vor einseitigem Mangel — vorausgesetzt, man hat genügend Nahrung, und das in jeder Form, zur Verfügung, so daß man wirklich wählen kann.
Die andere Möglichkeit: Durch künstliche Zufuhr von Mineralien, Spurenelementen und Vitaminen den Mangel der bei einer niederkalorischen täglichen Ernährung aufzutreten droht, abzudecken, wird in den USA vielfach praktiziert. Viele Menschen essen dort eine die schlanke Figur erhaltende Mangelkost und führen sich die nicht energieliefernden Nährstoffe regelmäßig in Form von Tabletten oder Tropfen zu. Ganz abgesehen davon, daß man solche Ergänzungen nur so perfekt durchführen kann, wie es unserem heutigen (sicher noch nicht vollkommenen) Wissensstand entspricht — man sollte sie nicht routinemäßig anwenden, sondern als Notnagel für echte Belastungen reservieren: für Schwangerschaft, Stillperiode, zehrende Erkrankungen und Rekonvaleszenz.

Naheliegender und natürlicher ist es, einen Umsatz auf höherem Kalorienniveau anzustreben — durch körperliche Betätigung oder Sport —, dann erfüllt die landesübliche Hausmannskost recht gut die Aufgabe, uns voll zu versorgen. Wie jede Original-Hausmannskost sollte sie gemüse- und früchtebetont und mit einem ausreichenden Rohkostanteil versehen sein.
Eine ganze Reihe von Spitzenathleten haben nie etwas anderes gegessen als die von zu Hause gewohnte Kost — skandinavisch, mitteleuropäisch oder südländisch. Einige von ihnen praktizieren diese Ernährung seit zehn und mehr Jahren und haben ihre sportliche Spitzenposition in dieser Zeit gehalten bzw. mit Erfolg verteidigt. Der vermehrte Umsatz macht es möglich. Dieser ist beim Sportausübenden und beim körperlich Arbeitenden von vornherein gewährleistet.

Für den geistigen Arbeiter mit sitzendem Beruf ist der stündliche Mehrumsatz (Kalorienmehrbedarf) bei verschiedenen körperlichen Tätigkeiten interessant. Man erzielt diesen Mehrumsatz durch regelmäßigen, am besten täglichen Ausgleichssport oder durch eine handwerkliche Tätigkeit z.B. Hobby-Tischlern. Eine Übersicht gibt folgende Tabelle, Seite 96.

Eine Sekretärin, die bei ihrer sitzenden Tätigkeit nicht mehr als 2000 Kalorien im Tag essen darf und in dieser Nahrungsmenge nur schwer, ohne besondere Überlegungen anstellen zu müssen, alles an Nährstoffen in den Körper bekommt, sollte sich durch diese Tabelle anregen lassen. 500 Kalorien Mehrverbrauch im Tag lösen viele Probleme. Es ist klar, daß nur in unserer regionalen Wohlstandsgesellschaft solche Gedankengänge anders beeindrucken als ironisch. Viele Menschen wenige tausend Kilometer von hier können kaum Verständnis finden, wenn man ihnen erklärt: Leiste körperlich mehr, dann kannst Du mehr essen, ohne dick zu werden, und du bleibst gesund, weil das Verhältnis von nicht energieliefernden zu energieliefernden Nährstoffen bei den meisten landesüblichen Kostformen erst bei einem höheren Kalorienniveau stimmt. Bei uns aber ist es so. Weil viele weniger körperlich arbeiten müssen, zugleich aber mehr zu essen haben als früher, gibt es Schwierigkeiten. Wir sollten aber hoffen (und auch ein wenig dafür tun), daß es bald weltweit nur mehr solche Schwierigkeiten gibt wie diese.

Energiemehrbedarf gegenüber Sitzen in der Stunde (Erwachsener von 60 — 70kg Körpergewicht

Tätigkeit	Mehrbedarf	
	Kalorien	Joules
Sitzen	0 Ausgangspunkt	0 Ausgangspunkt
Stehen, locker	4	17
Stehen, straff	20	84
Gehen, 3,6 km pro Stunde	145	600
Gehen, 6 km pro Stunde	280	1170
Gehen, 8,4 km pro Stunde	720	3000
Lauf, 9 km pro Stunde	520	2200
Lauf in schnellstem Tempo	1000	4190
Radfahren, 9 km pro Stunde	200	840
Radfahren, 15 km pro Stunde	300	1260
Radfahren, 22 km pro Stunde	570	2390
Schwimmen	200 — 700	840 — 2940
Rudern	120 — 600	500 — 2500
Schilanglauf	500 — 1000	2100 — 4190
Golf	150 — 300	630 —1280
Tennis	300 — 450	1280 — 1900
Hausarbeit	120 — 240	500 — 1000
Tischlerarbeit	140 — 200	590 — 840
Holzsägearbeit (manuell)	300 — 640	1260 — 2680
Landwirtschaftliche Arbeit	150 — 640	630 — 2680
Bauarbeit	180 — 360	760 — 1540

Der Stellenwert der einzelnen Nahrungsmittelgruppen

Es ist von Vorteil, die Stärken und Schwächen der einzelnen großen Nahrungsmittelgruppen voneinander getrennt zu betrachten. Auf diese Weise erkennt man am besten die gegenseitigen Ergänzungswerte.
Man steht heute auf dem Standpunkt, daß die energieliefernden Nährstoffe am günstigsten folgendes Verhältnis in einer täglichen Ernährung bilden:

Kohlenhydrate	50 — 55%
Fette	30 — 35%
Eiweiß	10 — 15%

Gemeint sind Energieprozente, berechnet auf die täglichen Gesamtkalorien. Dabei spielt natürlich eine Rolle, daß die Fette mit 9,3 Kalorien pro Gramm mehr als doppelt so viel Energie pro Gewichtseinheit besitzen als die Kohlenhydrate und das Eiweiß, welche beide ca. 4,1 Kalorien Brennwert pro Gramm aufweisen.
Das Verhältnis läßt sich aus mehreren Kombinationen von Nahrungsmittelgruppen erzielen; am besten aber aus einer gemischten Kost, bei der pflanzliche Produkte (als einzige Kohlenhydratlieferanten) das Hauptkontingent darstellen.

Aus praktischen Gründen unterscheiden wir am besten folgende Nahrungsmittelgruppen:

1. Die wasserreichen pflanzlichen Produkte:
Gemüse, Obst, Beeren, Pilze, Südfrüchte

2. Die Getreide, Kerne, Samen und Nüsse

3. Die Milchprodukte

4. Die direkt tierischen Produkte:
Eier, Fleisch, Fisch, Weichtiere, Krustentiere usw.

Sie stellen, in der Reihenfolge des empfehlenswerten mengenmäßigen Verbrauches, die eigentliche Ernährung dar und versorgen mit allen energieliefernden sowie den meisten nicht energieliefernden Stoffen.

Als 5. und 6. Gruppe sind die Meeresprodukte und die Gewürze zu nennen:

5. Die Gewürze

6. Die Meeresprodukte,
(tierisch oder pflanzlich)

Die Meeresprodukte versorgen mit nicht energieliefernden Nährstoffen wie Fluor, Jod oder auch Kupfer, an denen es in Binnenländernahrungsmitten manchmal mangelt. Die Gewürze sind bedeutende Spurenelementträger und haben außerdem zumindest verdauungsfördernde, oft auch heilsame Wirkungen.

Die Betrachtung der Nahrungsmittelgruppen im einzelnen

1. Die wasserreichen pflanzlichen Produkte:

Zu ihnen zählen sämtliche Gemüsesorten: Die Wurzeln und Knollengemüse, die Rüben, Rettiche, Zwiebel, Sprossengemüse, Kohlsorten, Gemüsefrüchte, Blattgemüse und Salate. Weiters die Hülsenfrüchte, welche alle im frischen Zustand mindestens 75% Wasser enthalten, die Bohnen und die Linsen. Sämtliche Obstsorten — Kernobst, Steinobst — sowie alle Südfrüchte und tropischen Früchte, sämtliche Beeren und sonstige Obstsorten (Hagebutten, Mispeln usw.); sämtliche Pilze und Schwämme.
Die wasserhältigen pflanzlichen Produkte sind relativ energiearm, sehr reich aber an nicht energieliefernden Nährstoffen. Als einzige Nahrungsmittelgruppe sind sie deutlich basenüberschüssig.
Diese wasserhältigen pflanzlichen Produkte sollten das mengenmäßige Gros unserer täglichen Ernährung darstellen. Nur dann ist ein ausreichender Basenüberschuß gewährleistet. Außerdem bringen sie die meisten Heilstoffe mit. Mindestens ein Drittel davon sollte als Rohkost verzehrt werden.

2. Die Getreide:

Dazu zählen die Körner: Weizen, Roggen, Gerste, Hirse, Hafer, Reis und Mais sowie der Buchweizen. Weiters die Mehle, Grieße, Paniermehl (Brösel), Brote, Gebäcke und Teigwaren.

Sie sind konzentriert an energieliefernden Nährstoffen. Die Dichte an nicht energieliefernden Nährstoffen ist geringer als bei den wasserreichen pflanzlichen Produkten.

Gegen den Verlust ihres Vollwertes sind die Getreide sehr empfindlich. Das zerteilte Korn, das Weißmehl oder der polierte Reis haben gute Teile ihres Wertes verloren. Weiters zählen dazu die Kerne, die Samen und die Nüsse als ebenfalls hochkonzentrierte Energieträger. Sie alle sind alleinige Träger der lebensnotwendigen mehrfach ungesättigten Fettsäuren (Polyensäuren).

In der großen Mehrheit sind sie säureüberschüssig, von einigen wenigen Nüssen abgesehen. Ihr gemeinsamer Anteil an der täglichen Ernährung ist mengenmäßig als bedeutend geringer zu veranschlagen als jener der wasserhältigen pflanzlichen Produkte. Der Energiewert aber ist eher höher, wie folgender Vergleich zeigt:

1000 g wasserreiche Pflanzen	— ca. 450 kal.
250 g Körner, Kerne, Nüsse	— ca. 900 kal.

Es stellt sich die Frage, ob man auf die Dauer mit diesen beiden ersten Nahrungsmittelgruppen leben kann, also ausschließlich mit Pflanzennahrung: Es geht sich sehr schwer aus. Einige lebensnotwendige Stoffe, wie das Eisen und Zink, lassen sich aus Pflanzen nicht so gut herauslösen wie aus tierischen Produkten, andere wieder, wie das Kobalt bzw. das Vitamin B_{12}, sind in Pflanzen kaum vorhanden. Das Auftreten von einseitigen Mängeln ist bei einer rein pflanzlichen Kost praktisch nicht zu vermeiden.

Deshalb ist auch die regelmäßige Verwendung der übrigen Nahrungsmittelgruppen angezeigt.

3. Die Milchprodukte

Hier sind alle Milchsorten und Molkereierzeugnisse zusammengefaßt. Sie bilden die ideale Ergänzung zu den Getreiden, indem sie deren natürliche Schwächen abgleichen. Kuh-, Ziegen-, Schaf-, Esel, Stuten-Renntier-, Büffelmilch und ihre Produkte sind in den meisten Gegenden der Welt Hauptnahrungsmittel. Zu den wichtigsten Erweiterungen zählen die verschiedenen Sauermilcharten, das sind mit Keimen vergorene und damit haltbar gemachte Formen mit besonders guter Verträglichkeit: Edelsaure Vollmilch, Yoghurt, Sanoghurt, Kefir, Kumys sind Beispiele. Weiters Käse in wenigstens acht Fettstufen:

Magerstufe	unter 10% Fettgehalt in der Trockenmasse
Viertelstufe	mindestens 10%
Halbfettstufe	mindestens 20%
Dreiviertelstufe	mindestens 30%
Fettstufe	mindestens 40%
Vollfettstufe	mindestens 45%
Rahmstufe	mindestens 50%
Doppelrahmstufe	mindestens 60 — 85%

Zu den hochwertigen Milchprodukten zählen schließlich die Molke als kalorienärmstes Erzeugnis, das aber reich an nicht energieliefernden Nährstoffen ist, sowie die Sahnen und die Butter als kalorienreichste Erzeugnisse.
Die Milchprodukte sollten in unserer Ernährung eine bedeutsame Rolle spielen, denn sie bringen viele der Vorteile der tierischen Produkte, so das überlegene Eiweißmuster, das Zink und das Vitamin B_{12}.
Als wichtige Calciumlieferanten sind die Milchprodukte sogar konkurrenzlos: Zum Teil wegen des Gehalts, zum Teil, weil Milchcalcium von unserem Körper ideal verwertet werden kann. Auch andere Stoffe, wie die Orotsäure mit ihrem aufbauenden Effekt, kommen in der Milch konzentriert vor.
Es stellt sich wieder die Frage, ob eine Ernährung mit allen Pflanzen und Milchprodukten — auf lactovegetabiler Basis also — vollkommen und auf die Dauer ausreicht. Die Antwort ist ein bedingtes Ja. Ernährungsphysiologische Vorteile hat die Beschränkung auf Pflanzen und Milch als *alleinige* Nahrungsträger noch nicht. Wer sich allerdings sehr gut auskennt und über flankierende Maßnahmen, wie Aufwertung durch milchsauer vergorenes Material, Bescheid weiß, kann auch auf die Dauer so leben. Es sind weltanschauliche Gründe, die zu dieser Beschränkung bei der Nahrungsauswahl veranlassen. Man muß die Weltanschauung nicht teilen, sollte aber das Bemühen anerkennen und mit Rat zur Seite stehen. Die Weltgesundheitsorganisation allerdings ist der Meinung, daß eine wirklich problemlose Ernährung erst dann gewährleistet ist, wenn man zumindest auch die Eier, als direkt tierische Produkte, in die Planung miteinbezieht. Das wäre die ovo-lacto-vegetabile Kost.

Die direkt tierischen Produkte

Hierher zählt alles, was lebendig ist oder sein kann: Eier, Fleisch, Fisch, Wild, Geflügel, Krustentiere, Weichtiere usw. Sie haben einen hervorragenden Ergänzungswert für unsere tägliche Ernährung. Das liegt in erster

Linie an ihrem Reichtum an bestimmten, nicht energieliefernden Nährstoffen, die in pflanzlichen Nahrungsmitteln und teilweise auch in der Milch nur mangelhaft vertreten sind oder sich von dort nur schwer herauslösen lassen: Eisen, Kupfer, Zink, Vitamin B_{12} sind die wichtigsten Beispiele.
Weiters haben die direkt tierischen Produkte ein für unsere Ernährung besonders günstiges Eiweißmuster. Man spricht von einer hohen biologischen Wertigkeit des tierischen Eiweißes. Diese Wertigkeit wird in Zahlen angegeben: Wertigkeit 100 bedeutet, daß aus 100 g Nahrungseiweiß 100 g Körpereiweiß aufgebaut werden kann, das Eiweiß der Nahrung also voll umgesetzt wird. Bei Wertigkeit 50 werden aus 100 g Nahrungseiweiß nur 50 g Körpereiweiß aufgebaut; der Nutzungsgrad beträgt nur die Hälfte, und der Körper muß die Stoffwechselarbeit für 100 g Eiweiß leisten, gewinnt als Bauelement jedoch nur 50 g. In diesem Sinn ist folgende Tabelle zu verstehen. Es sind die Mittelwerte aus mehreren Untersuchungen durch verschiedene Autoren angeben.*)

Nahrungseiweiß von	*biologischer Wert*
Vollei	97
Fisch im ∅	94
Fleisch im ∅	92
Milch	86
Käse (Edamer)	85
Grünalgen	81
Reis	79
Soja	77
Hefe	76
Roggenmehl	76
Roggenbrot	74
Kartoffeln	70
Weizenvollkorn	67
Weizenbrot	65
Haferflocken	65
Spinat	64

*) Es gibt verschiedene Rinderrassen und verschiedene Sorten Mais, Reis oder Kohl. Deshalb, und weil nicht immer dieselben Methoden verwendet wurden, gibt es auch verschiedene Wertangaben. Die Unterschiede aber sind nicht sehr groß. Bei Milch z.B. gab es folgende Ergebnisse: 88, 93, 85, 86, 89, 78 und 86 an biologischem Eiweißwert. Das ergibt einen Durchschnitt von 86.

Nahrungseiweiß von	*biologischer Wert*
Bohnen	62
Gerste	62
Maisvollkorn	62
Linsen	60
Erbsen	58
Hirse	58
Erdnuss	56

Bei der rein vegetarischen Ernährung ergänzen sich die verschiedenen pflanzlichen Eiweißträger nur ungenügend. Zum Teil liegt das daran, daß alle Pflanzen bei denselben Eiweißbausteinen schwach sind, z.B. bei der Aminosäure Methionin. Nur durch vielfältige Kombination von Blattgemüsen mit Hülsenfrüchten, Getreidekörnern und Getreidekeimen erhält man einigermaßen brauchbare Resultate. Erschwerend ist dabei noch, daß alle diese Pflanzen zugleich bei ein und derselben Mahlzeit angeboten werden müssen. Bei getrennter Verabreichung funktioniert der gegenseitige Ergänzungsmechanismus nicht so gut.

Ganz anders, wenn man relativ geringe Mengen tierischer Produkte mit Pflanzen mischt. Da können sehr hohe Gesamtwertigkeiten durch gegenseitige Ergänzung vorkommen. Die höchste bekannte Wertigkeit ergibt das Gemisch von Ei und Kartoffeln im Verhältnis 36% Eiereiweiß zu 64% Kartoffeleiweiß. Das entspricht 1 Ei auf 500 g Kartoffel (ein Hühnerei hat 7 g Eiweiß, 500 g Kartoffel haben 12 g Eiweiß, was obigem Verhältnis entspricht). Das Spiegelei mit Spinat und gerösteten Kartoffeln ist also, vom Eiweiß her gesehen, wertvoller als so manches komplizierte Fleischgericht.

Außer mit der Kartoffel eignet sich das Ei als Ergänungsmittel besonders gut mit Reis, Weizen, Mais, Soja und Bohnen.
Fleisch ergänzt sich gut mit allen Getreidesorten, ebenso Fisch. Letzterer insbesondere mit Weizen. Die Innerein (Leber, Niere, Milz, Lunge, Hirn) passen mit ihrem Eiweißmuster sehr gut zu den Hülsenfrüchten.
Die Milch und ihre Produkte bilden mit dem Weizen zusammen einen biologischen Wert, der über dem des Volleies liegt. Das Verhältnis muß dabei 75% Milcheiweiß zu 25% Weizeneiweiß sein. Das sind in der Praxis:

1/2 Liter Milch	+ 80 g Weizenvollkornbrot
100 g Speisequark 10%	+ 80 g Weizenvollkornbrot
60 g Edamer 30%	+ 80 g Weizenvollkornbrot
55 g Emmentaler 45%	+ 80 g Weizenvollkornbrot

Natürlich kann man auch variieren auf 1/4 Liter Milch 30 g Edamer + 80 g Weizenvollkornbrot usw. Der Typ einer Zwischenmahlzeit mit besonderem biologischen Eiweißwert.

Wer sich problemlos ernähren will, sollte also auf die direkt tierischen Produkte nicht verzichten. Es sind auch nur geringe Mengen im täglichen Durchschnitt von praktischem Wert. In 100 g Fleisch oder Fisch oder sonstigem vergleichbaren direkt tierischem Material sind jene Nährstoffe, die den Einsatz direkt tierischer Produkte ratsam erscheinen lassen, leicht enthalten. Mehr ist eigentlich Luxus, außer im Rahmen von besonderen Diäten oder beim Schwerstarbeiter. Letzterer baut Überschüsse an tierischen Produkten wieder ab. Der körperlich weniger Aktive aber sollte sich bei den direkt tierischen Produkten eher auf unter 200 g im Tagesdurchschnitt beschränken. Auch gibt es keinen Grund, jeden Tag Fleisch, Fisch, Eier usw. zu essen. In der Pyramide der eigentlichen Nahrungsmittel sind die direkt tierischen Produkte deshalb an letzter Stelle, mit dem mengenmäßig kleinstnotwendigen Verbrauch eingeordnet.

Die Gewürze

Neben ihrem Geschmackswert und der spezifisch anregenden Wirkung auf die Verdauung sind viele Gewürze ausgesprochen reich an Spurenelementen:
Mangan: Nelken, Zimt, schwarzer Pfeffer, Ingwer, Lorbeerblätter, Paprika und Thymian.
Eisen: Thymian, Majoran, Basilikum, Kümmel und Lorbeerblätter.
Auch Zink ist in für Pflanzen außergewöhnlichen Mengen in Gewürzen enthalten, ebenso die Mineralstoffe Calcium und Magnesium. Eine reichliche Verwendung von Gewürzen wertet jede Kost auch ernährungsphysiologisch auf.
Umgekehrt ist es beim Salz. Hier wird bei den meisten europäischen Kostformen die doppelte Menge und mehr zugegeben, als gesundheitlich vertretbar wäre (unter Normalbedingungen genügen 3 g im Tag). Man sollte sich mehr den pflanzlichen Gewürzen zuwenden und dafür beim Salzen sparen.

Die meeresnahen Produkte

Wir müssen damit rechnen, daß in heimischen Nahrungsmitteln bodenabhängige Mängel auftreten. Das ist in Binnenländern nicht selten der Fall. Jod und Flour sind die bekanntesten Spurenelemente, an denen es gebietsweise im Grundwasser mangeln kann, und in der Folge auch in den dort wachsenden Pflanzen und in Tieren, welche sich von diesen Pflanzen ernähren. Im weiteren Sinn gilt das auch für Kupfer, Mangan und Selen.

Diese möglichen Mängel lassen sich heute leicht ausgleichen. Man benutzt dazu regelmäßige kleinere oder gelegentlich größere Mengen von Produkten aus Meeresgebieten: Meeresalgen, in Meerwasser vergorenen Getreide, Soja, wie das japanische Miso, aus dem man wohlschmeckende Suppen herstellen kann, Sojasauce (Tamari, Shoyu) als Nebenprodukt der Misoherstellung oder auch gelegentlich Meeresfisch.

Mit diesen meeresnahen Produkten als letzte Abrundung haben wir unsere Ernährungspyramide fertig. Die verschiedenen Nahrungsmittelgruppen nehmen verschieden große Areale ein, wobei die Flächengrößen in etwa den richtigen Gewichtsverhältnissen entsprechen.

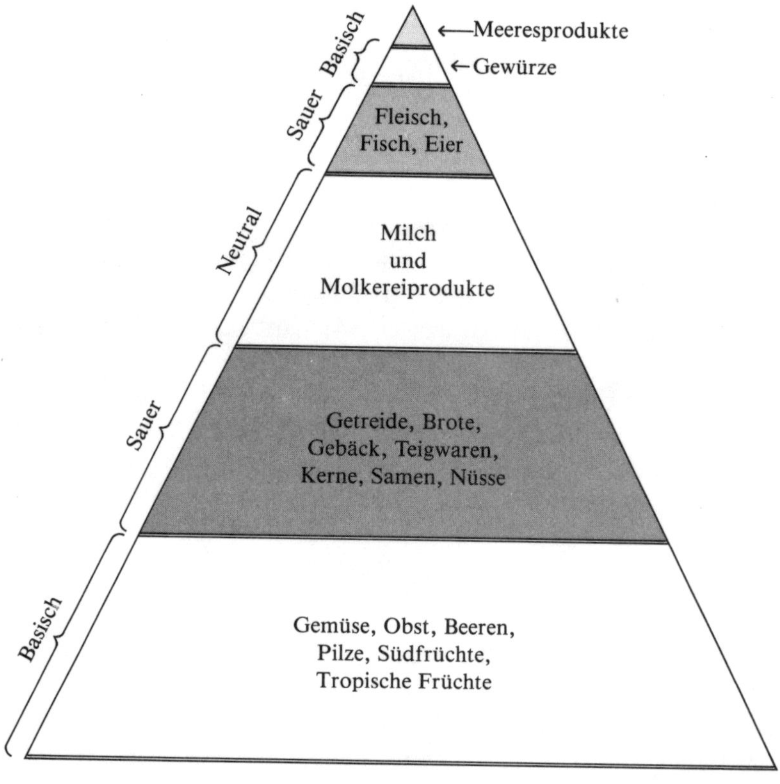

Literaturverzeichnis

Anemüller, Helmut, *Das Grunddiät-System,* Stuttgart 1980

Aubert, Claude, *Das große Buch der biologisch gesunden Ernährung,* Wien 1980

Aubert, Claude, *Die zwölf Gebote der biologisch gesunden Ernährung,* Wien 1985

Bankhofer, Hademar, *Das große Buch der Lebenselixiere,* Wien 1985

Berg, Ragnar/Vogel, Martin, *Die Grundfragen der richtigen Ernährung,* Dresden 1907

Bircher-Benner, M., *Ungeahnte Wirkungen falscher und richtiger Ernährung,* Zürich 1928

Bircher-Benner, R., *Handbuch für Fruchtsäfte, Rohkost und Früchtespeise,* Bad Homburg

Böhmig, Ulf, *Das große Buch der natürlichen Heilkunde,* Wien 1981

Böhmig, Ulf, *Naturnahe Behandlung Rheumaschmerz und Gicht,* Wien 1982

Böhmig, Ulf, *Naturnahe Behandlung Schlafstörungen, Streß und Nervosität,* Wien 1982

Böhmig, Ulf, *Naturnahe Behandlung Stoffwechsel und Verdauung,* Wien 1982

Böhmig, Ulf, *Naturnahe Behandlung Entschlackungs- und Entgiftungskuren,* Wien 1983

Böhmig, Ulf, *Naturnahe Behandlung Rückenschmerzen, Bandscheibenschäden und Ischias,* Wien 1983

Böhmig, Ulf, *Naturnahe Behandlung Husten, Schnupfen, Heiserkeit,* Wien 1984

Böhmig, Ulf, *Naturnahe Behandlung, Alternative Hausapotheke,* Wien 1985

Braun, Hans, *Heilpflanzenlexikon für Ärzte und Apotheken,* Stuttgart 1981

Cremer, H.D./Elmafada, I., *Die große Nährwerttabelle,* München 1984

Cudlipp, Edythe, *Vitamine und Mineralien,* Bonn 1978

Droz, Camille, *Von den wunderbaren Heilwirkungen des Kohlblattes,* Neuenburg, o.J.

Dungl, Willi, *Gewürz- und Kräuterküche,* Wien 1983

Elmafada, I/Fritsche, D., *Die große Vitamin- und Mineralstoff-Tabelle,* München 1984

Graupe, F./Koller, S., *Delikatessen aus Unkräutern,* Wien 1983

Hadorn, Walter, *Lehrbuch der Therapie,* Bern 1983

Hänsel, R./Haas, H., *Therapie mit Phytopharmaka,* Berlin 1983

Jarvis, D.C., *5 x 20 Jahre leben,* Stuttgart 1980

Katalyse Umweltgruppe, *Was wir alles schlucken,* Hamburg 1985

Kneipp, Sebastian, *So sollt ihr leben,* München 1976

Kollath, Werner, *Die Ordnung unserer Nahrung,* Heidelberg 1977

Lang, C./Ranke, O., *Stoffwechsel und Ernährung,* Berlin 1950

Mar, Lisa, *Früchte aus aller Welt,* Stuttgart 1984

Neunthaler, Heinrich, *Das große Kräuterbuch,* Salzburg 1978

Pahlow, Mannfried, *Das große Buch der Heilpflanzen,* München 1979

Schettler, Gotthard, *Alterskrankheiten,* Stuttgart 1972

Souci, Walter/Bosch, Hans, *Lebensmitteltabellen für die Nährwertberechnung,* Stuttgart 1978

Uhlich, Werner, *Nahrungsmittel ABC,* Stuttgart 1981
Weiss, Rudolf Fritz, *Lehrbuch der Phytotherapie,* Stuttgart 1982
Welsch, Alfred, *Krankenernährung,* Stuttgart 1982
Wissenschaftliche Tabellen Geigy, Basel 1972

Indikationen — Register

Lebensmittel — Register